JN203168

3つの
習慣で
私が変わる

「慈悲喜捨」「健全思考」
「レジリエンス」

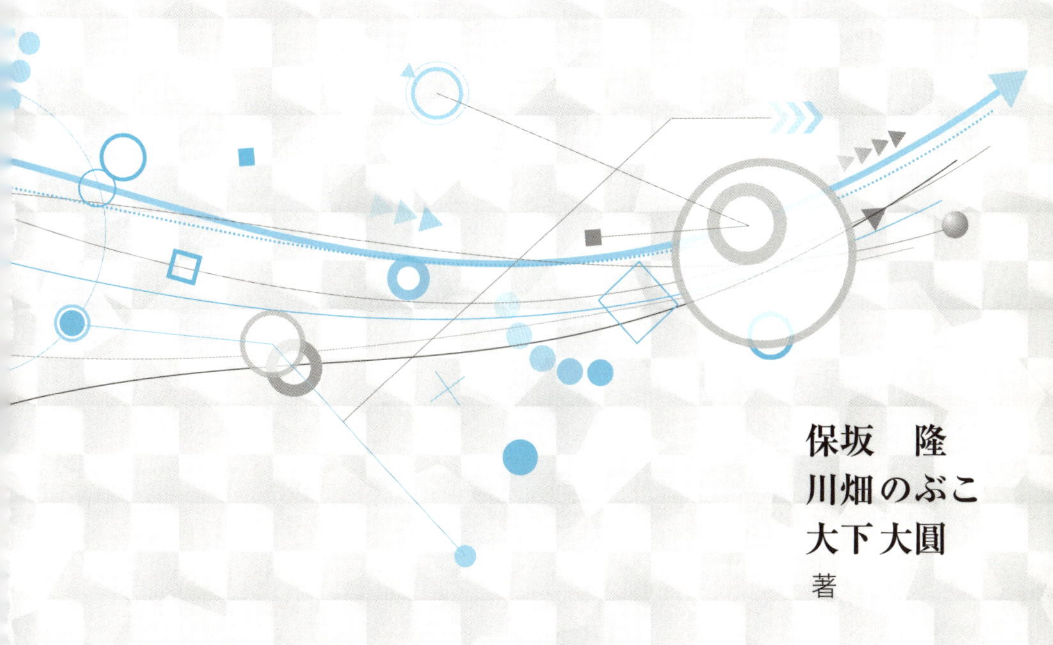

保坂　隆
川畑のぶこ
大下大圓
著

日本看護協会出版会

■執筆者一覧

Part 1

保坂　隆　保坂サイコオンコロジー・クリニック院長
聖路加国際病院診療教育アドバイザー

Part 2

川畑のぶこ　心理療法家
NPO 法人サイモントン療法協会 認定トレーナー

Part 3

大下大圓　飛騨千光寺住職
臨床瞑想法教育研究所代表

はじめに

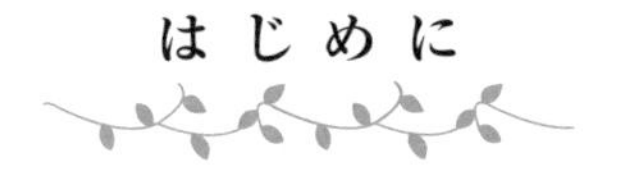

「バーンナウト」という言葉が医療界で使われ始めたのは1970年代のことで、当初は若いケースワーカーが理想と現実のギャップに悩む状況を意味していました。その後、このバーンナウトの状況は他の職種でもみられることがわかり、ナースについては特に大きく取り上げられるようになりました。

ナースのバーンナウトに関する重要な指摘として、たとえば、1983年にホックシルド（Hochschild AR）が飛行機の客室乗務員の仕事を「感情労働」と呼び、それがナースという職種にも適用されるようになったこと、1992年にはジョインソン（Joinson C）が、救急部門のナースにみられる現象としてはじめて「共感疲労」という言葉を使ったことが挙げられます。

一方、このような流れとは全く別に、精神医学や心理学の領域では「マインドフルネス瞑想」が注目されていきました。うつ病の再発予防に有効なことが示されたり、大企業が社員の健康増進やパフォーマンス向上を目指して取り入れたり、アメリカで低学年の教育場面で取り入れられたりするようになりました。

マインドフルネス瞑想は、臨床研究としての効果が立証されてから瞬く間に世の中に受け入れられるようになりました。そして、ごく最近になって、脳科学研究の方法論が改良・向上し、マインドフルネス瞑想時の脳の機能的・形態学的な研究によるエビデンスが示され始めたことで、広がりというよりは、むしろより深いレベルの研究が可能になってきています。

たとえば、機能的磁気共鳴画像法（fMRI）を用いた研究で、「共感」の状態にあるときに活動している脳の部位と、「慈悲」の瞑想をしているときに活動している脳の部位は異なるという最新の研究結果を知ったとき、私の中では、1つの単純な図式が連想されました。それは、「傾聴・共感→共感疲労→バーンナウト」というものです。ナースの仕事で強調される「傾聴・共感」が「共感疲労」を引き起こし、ひいては「バーンナウト」に至るということであり、さらには、「慈悲」の瞑想こそが、共感疲労を緩和しバーンナウトを予防するのではないかという発想に到達したのです。

そこで、2016年9月24日に、当時勤務していた聖路加国際病院にて、「ナースのバーンナウト予防策のパラダイムシフト〜傾聴・共感から慈悲・瞑想へ〜」というワークショップを開催しました。ナースのバーンナウトの予防策として、これまでとは全く異なる視点からの考察と提案が必要だと思い、大胆にも「これまでの看護界では、あまりにも“傾聴・共感”が強調されてきたのではないか？」という仮説のもと、プログラムを組み立てました。「共感疲労」の予防策としては、仏教の示す「慈悲」の本来の意味を知り、実践することによって、ナースが、患者の心を大切にケアしながらも、それでいて「共感疲労」に陥らない方策を提供できるのではないかという新しい視点を提言したかったのです。

そのため、ワークショップにはサイモントン療法家で論理療法に詳しい川畑のぶこ氏に加わっていただき、ナースに特徴的な「ねばならない思考」についての分析と修正方法について解説していただきました。また、飛騨千光寺の住職で高野山傳燈大阿闍梨である大下大圓氏には、医療者用に開発された「臨床瞑想法」を紹介していただき、参加者全員で実践しました。このワークショップはおかげさまで予想以上に好評をいただき、書籍化を望む声までいただきましたので、今回、日本看護協会出版会のご好意により、本書の出版にたどり着くことができました。

最後に、本書の底辺に流れている、仏教がいう「慈悲」について触れておきます。慈悲の本来の意味とは、仏教が目指す心の目標である「四無量心」（慈悲喜捨）にあります。通常は、この四字熟語の上２つをとって便宜的に「慈悲」と呼んでいるのです。「慈」とは慈しみであり「悲」とは苦しみを取り去ってあげることです。さらに、「喜」とは、喜びをともにすることであり、ここまでは看護基礎教育でも十分すぎるほど教育やトレーニングを受けています。しかし、最後の「捨」が最も大切で、かつ難しい視点なのです。「捨」とは、やるだけのことをやったら、しばらく距離をとり俯瞰し、温かく見守るという視座のことです。

本書ではこの「捨」に注目し、「患者を見守る姿勢」の重要性を指摘していきますが、読者の方にとって、正しい意味での「慈悲」あるいは「慈悲のこもった看護」について新たな視点から考えていただくきっかけになれば、本書の意義は十分に達成されると信じています。

2018年1月

執筆者を代表して　保坂　隆

contents

Part 3 私が幸せになる～「ストレスフルな私」から「生きがい感をもてる私」へ 101

Part 1

私を慈しむ

「傾聴・共感」から「慈悲喜捨」へ

私は精神科医を志しながら、精神医学の臨床そのものよりも、各臨床科における患者のメンタルな問題に関心が強く、結果的には早い段階で、「リエゾン精神医学」を専攻することにしました。その結果、各臨床領域で起こっているメンタルな問題について担当医からコンサルテーションを受けたり、その解決のために病室で患者と話したりするだけでなく、病棟での「多職種カンファレンス」の有効性に早くから気づくことになったのです。

その頃、看護学校や大学などで授業を担当させていただいたときに、看護学生のための精神医学の教科書が難解だということに気づき、『精神症状へのアプローチ』（南山堂，1994 年）を編集しました。また、看護学生やナースに知っていただきたい精神医学の臨床を、ある看護系雑誌に連載したのを契機に、『ナースのためのリエゾン―精神医学へのアプローチ』（南山堂，1996 年）にまとめ、いくつかの学校で教科書として採用していただいたりしました。

その後も、『ナースのためのサイコオンコロジー』（南山堂，2001 年），『こころをとらえるナーシング』（星和書店，2002 年），『一般病棟でみられる抑うつと看護』（編集，へるす出版，2002 年），などを刊行し、一般病棟におけるナースのための「心のケア」の充実を目指してきました。

また、時期は前後しますが、勤務する病院の看護部から、バーンナウト寸前の若いナースのケアを依頼され、その経験をまとめて、『ナースのストレス』（南山堂，1994 年）という書籍も出しました。リエゾン精神医学を専攻した私にとっては、一般病棟のナースは同僚であり仕事仲間だったので、余計に、彼女たちの健康維持にも関心が高かったのだろうと思います。

今回、ナースだけではなく、医療従事者全体、また対人援助職全体にも視野を広げ、この「バーンナウト」という古くて新しいテーマに、もう一度取り組んでみようと思った次第です。

保坂　隆

1

「バーンナウト」いまむかし

さあ、まずは本章のテーマである「バーンナウト」について知るところから始めましょう。

バーンナウトの定義と歴史

いわゆる「燃えつき症候群」（Burnout syndrome）は、日常用語である「バーンナウト」すなわち「エネルギー、力、資源などが過度に消費され、すり減ってしまう、あるいは疲弊してしまうこと」からつくられた用語ですが、ここでは厳密な歴史についてまず説明しておきましょう。

まず1970年代はじめに、米国において大きく2つの観点から、医学的な意味での「燃えつき症候群」について指摘がありました。その1つは精神分析医であるフロイデンバーガー（Freudenberger HJ）による指摘であり、彼は社会復帰施設に従事しているソーシャルワーカーらに観察される心身の消耗状態を「Burnout syndrome」と名づけました[1)]。理想に燃えた若いソーシャルワーカーらが、問題解決困難な現実の臨床の中で、元気がなくなっていく様子に気づいたのです。

一方、社会心理学者であるパインズとマスラーク（Pines A & Maslach C）らは、社会心理学的な観点から大規模な調査を施行し、環境要因と個人要因との関係を重視してBurnout syndromeの原因・症状・治療などを検討しました[2)]。

しかし、Burnout syndromeのように馴染みやすく、また現代社会の一側面を簡潔に表わしている用語は、一般用語化すればするほどそ

表 1 研究者による「燃えつき症候群」の定義

○ Pines & Aronson ら
「無力感や絶望感、情緒的緊張、否定的自己概念、仕事や人生あるいは周囲の人々に対する否定的態度などにより特徴づけられる身体的疲弊」[3)]

○ Freudenberger & Richelson ら
「自ら最善と確信してきた方法で打ち込んできた仕事・生き方・対人関係などが、全くの期待はずれに終わることにより惹起される疲弊あるいは欲求不満の状態」[4)]

○ Edelwich & Brodsky ら
「仕事や職場環境の結果、理想・エネルギー・目的・関心などが徐々に失われていく状態」[5)]

○ Maslach
「長期間にわたり他人を援助する過程で、心的エネルギーが絶えず過大に要求された結果として生ずる、極度の心身の疲労と感情の枯渇を主とした症候群であり、自己卑下・仕事嫌悪のほか他人への思い遣りが欠如した状態がみられるもの」[6)]

の本来の意味が失われるようで、実際その定義は、研究者により少しずつ異なっています。

表 1 のように、研究者により若干の定義の差異がみられるものの、「燃えつき症候群」が呈している症状は心身の疲弊状態という点では共通しています。具体的な臨床症状は、精神症状としては不安・イライラ・悲哀・自己卑下・無力感などが、身体症状としては頭痛・頭重・腰痛・不眠などが挙げられますが、これらの症状は「燃えつき症候群」に特異的なものではなく、軽症うつ病や抑うつ状態、神経衰弱のそれときわめて類似していることがわかります。

ナースに特徴的なバーンナウト

この用語を初めて用いたフロイデンバーガーは、若く理想主義に燃え、ボランティアとして働いているソーシャルワーカーが抑うつ的あるいは無感動になったりする状態を、特別に「燃えつき症候群」と呼んだわけですが、その後、この状態が他の職種、たとえばナースにも顕著にみられることが指摘され、1970年代後半から1980年代前半にかけて多くの論文や研究が発表されました。そして、このようなナースに関する研究は、すぐさまわが国にも取り込まれ普及していったのです。

ナースの「燃えつき症候群」は、経験年数３年目にしばしばみられるといわれます。つまり、新人ナースが勤務し始めたばかりの時期に、疲労感・疎外感・無感動・欲求不満などを自覚することは、あくまでも「リアリティショック」に過ぎず、「燃えつき症候群」はその時期を脱して一人前のナースとして働き始めた頃に生ずるのです[7)]。

また、ナースという職種には、理想と現実のギャップに直面させられたり、専門職として主体的に判断して行動することを妨げられたりすることが多く、それが自己像や自尊感情を歪めて「燃えつき症候群」を引き起こすようです。特に最近の、高度に専門化された医療機器への適応なども、新たなストレスになっているものと思われます。

一方、長時間にわたる仕事や自立性を欠く仕事、正当に評価されない仕事、不明瞭な役割分担を生み出す仕事、過重でしかも一定時間内に終えなければならない仕事、達成感が得られず無力体験にしかつながらない仕事では、ストレスが増大します。ナースの業務にも一部あてはまる部分があるのではないでしょうか。

以上述べたように、「燃えつき症候群」は、厳密な意味では対人関係が重視される職種、特に医療従事者に典型的にみられるものです。長期間にわたり他人を援助する過程で心的エネルギーが過度に要求される反面、評価されたり達成感を得られたりすることが少なく、結果的に心身の疲労・無力感・自己卑下・引きこもりなどを中心とした抑うつ状態を呈する症候群なのです。

ナースの「従来型」バーンナウト

１つ目の事例では、よくあるバーンナウトのパターンをみてみましょう。あとに課題を挙げてみましたので、一度ご自身で考えてみてください。

事例１

奈津子は４年目で初めてプリセプターを担当することになった。担当する美咲は、この春入職した新人４人のうちの１人だった。奈津子は４年目ともなると、自分が新人だったときの大変さを忘れかけていたが、緊張する美咲を見ていると、当時、厳しいプリセプターによく泣かされたことを思い出し、先輩を反面教師として、自分はもっと優しくあろうと決めた。

５月の連休明けから新人の１人が出勤しなくなり、噂では、身体の疲れがなかなかとれずに、病院は受診しなかったものの、すでに病院を辞めて実家に帰ったという。これは美咲を含む残りの新人にとってはショッキングな出来事であった。辞めた新人のプリセプターだった由香は、奈津子と同期の４年目で、やはり初めてのプリセプター経験であった。奈津子は、何があったのか由香に尋ねようとしたが、きっと傷ついているだろうと思い遠慮して声をかけなかった。

一方で、新人の美咲はなかなか学生気分が抜けず、業務への積極性もみられなかったが、何とかナースの仕事の楽しさを教えようと、日勤後の記録が終わると、必ず彼女の記録を手伝うようにした。

初めはプリセプターの役割にやりがいを感じていた奈津子だが、６月になると、なかなか仕事を覚えてくれない美咲を強く叱るような場面も増えた。何とか成長してほしいと指導するものの、他の新人２人と比べて成長が遅いことが病棟内でも囁かれるようになっていた。美咲をフォローするとき、「この処置の方法わかってる？」と訊くと

「はい」と答えるのだが、実際には理解できていなかったために誤った手技で処置をしていたこともわかってきた。「結局わかってないんだ。こんなとき、どうやって指導したらいいのか」と悩むことが増えた。

７月には、患者が美咲に対して大声で怒鳴る出来事があり、それを境に彼女が「私はバカだから」と自分を責めるようなことを言う場面が多くなっていった。奈津子は「そんなことないよ。一緒に頑張ろう！」と励ますだけで、それ以上のアプローチの仕方がわからなかった。

そして７月末、美咲が突然休んでしまい、「急性胃腸炎で１週間の休養が必要」という診断書が出てきた。奈津子は自分の指導に問題があったと感じ、すっかり自信をなくしてしまった。それからは仕事中に突然涙が出たり、田舎の両親の顔が頭に浮かぶ日が続いている。

課題１：５月に辞めた新人はバーンナウトといえるのでしょうか？

課題２：７月頃のプリセプティ美咲は、どのような心理状態にあったと考えられますか？

課題３：看護管理者には、プリセプター奈津子に対し、どのような介入が望まれるでしょうか？

１年で辞めてしまうナースたち

せっかくナースになったのに、かなり早い時期に「こんな仕事はやっていくことはできない」と決めつけたり、「ナースの仕事ってこんなことだったの？」とがっかりする人たちがいます。４月に新年度が始まる日本では、時期的には５月頃に相当するので「五月病」という言葉ができたくらいです。

五月病の発生機転としては次の２種類が考えられます。まずは、「こんなはずじゃなかった……」という「ちょっとした幻滅」です。これは精神医学的には「現実検討」あるいは、それによる「リアリティショック」といいます。これまでに私が相談を受けたケースの中には、臨床のナースの仕事を理解せず就職してしまった方で、方向転換を勧めて、その後、看護研究職で成功した方もいらっしゃいます。この時期には、職業的な方向転換が１つの解決になる場合があるのです。

では、**事例１**の「課題１」について考えてみましょう。「５月に辞めた新人はバーンナウトといえるのでしょうか？」に対しては、連休明けに辞めた新人は、単にリアリティショックで辞めたと考えられるので、バーンナウトではないといえます。また、はじめてのプリセプター経験で傷ついているかもしれない由香には、「プリセプターの由香さんが責任を感じて傷つく必要はありません」と、管理者からきちんと伝えることが重要です。

五月病のもう一つの発生機転としては、「過剰適応の後の疲弊」が考えられます。これについては、次項「ナースのストレス状態」の中で説明しましょう。

ナースのストレス状態

ナースの仕事は、充実感や、やり甲斐・生き甲斐を感ずることができる一方で、ストレスフルな業務であることも事実です。自分でストレス状態がわかればいいのですが、気づかないことも多いようです。ここでは、ストレス状態の段階を、特に「外から見える行動」などを指標にして説明していきます。

「過剰適応」段階

まず、最も軽症のストレス状態では、元気がなくなってしまうよりも、むしろ通常より元気な様子で、現実にも十分に適応しているかのように見えます。この状態は「過剰適応」と呼ばれています。

このときには、自分自身がストレッサーに曝されていることに全く気づいていないことが多いのですが、気づいている場合もあります。しかし、仮に気づいていても、現実を認めまいとする「否認」機制が働いていたり、心の奥底にわいてきている不快感を「抑圧」してしまうために、表面上は「無理な適応」をしているわけなのです。

「過剰適応」が問題なのは、これが無理な適応方法であり、いつかは適応のためのエネルギーが枯渇して、次のストレス段階に進んでしまうか、身体的な病気（心身症）になる可能性が高いからです。この段階では、たとえば、普段よりも仕事に没頭しているように見え、仕事から離れた会合などでも、仕事の話をするようになります。

「過剰適応」はいろいろなキッカケで生ずるわけですが、ナースの場合には、たとえば配置転換で他の病棟に異動し、今まで経験したことがない知識や技術が要求される場合などにも、典型的にみられます。新しい環境に早く慣れようとして、遅くまで仕事をしたり、ミーティングで積極的に発言したりするなどの行動も観察されます。

また、新しい役割を与えられた場合にも、しばしば「過剰適応」がみられます。たとえば、主任や師長に昇進したとき、勉強会の責任者に指名されたときなどは、誰もが新しい役割に早く適応するように努力するものですが、それが過度になったものが「過剰適応」なのです（ただし、この「過剰適応」状態がみられないナースも、逆の意味で心配です。職場を「腰掛け的な」意味合いでしか考えていない場合があるからです）。

「神経過敏」段階

「過剰適応」段階を過ぎると、精神的に過敏になり、イライラしたり、怒りっぽくなったりします。見た目にも疲れて、タバコの本数が増えたり、少しの刺激に対してもすぐに反応するようになります。

そのため、同僚と口論やけんかをしたり、後輩をいじめたり、上司に対して口答えしたりするなど小さなトラブルが続き、さらに悪いことには患者に八つ当たりをしてクレームが出ることもあります。
また、私生活でも、家族や恋人、友人と、ちょっとしたことでたびたびモメるようになります。そのような様子が感じられたら、少し注意してあげたほうがいいでしょう。
この時期の、もう一つの客観的指標はお酒の飲み方です。「神経過敏」段階では、いつもより飲酒する機会が多くなるのですが、人の悪口を言ったり、職場や仕事についてグチってみたり、また、せっかくお酒に付き合ってくれた相手にからんだり、けんかをしてしまったりします。

「無関心」段階

「神経過敏」段階に至っても、何の修正も対応もしないでいると、いよいよ周囲に対して関心がなくなっていきます。それまで一生懸命頑張ってきたのとは正反対の状態で、仕事への積極性もなくなってしまうわけです。
積極性やいきいきした感じがないだけでなく、仕事中もうわの空になり、実際に、つまらぬミスを犯したりもします。それについて、上司から注意されたり、叱られたりするわけですが、それに対しても、特別に何かを感ずることもなくなってしまいます。これは、「抑うつ的」な状態とは違います。悲しいわけでも、憂うつなわけでもありません。心身が消耗した感じで、何も感じないのです。
この「無関心」段階では、勤務中の休憩時間や、自室に戻ってからも、何かを積極的にすることはありません。新聞や雑誌などに掲載されている「看護師の求人広告欄」を、ボンヤリながめることもあるかもしれませんが、現在の仕事を辞めて、新しい職場を積極的に探しているわけではありません。そんなエネルギーはもう、この段階ではありません。「ただ、何となく」眺めているだけなのです。

「引きこもり」段階

「無関心」段階を過ぎると、さらに周囲との接触を避けるようになり、通常の勤務以外の、たとえば勉強会やカンファレンスなどには出席しなくなっていきます。もっとひどくなると、遅刻も増えてきます。また、外で同僚や友人とお酒を飲んでウサを晴らすのではなく、家で1人でお酒を飲むようになり、二日酔いの状態で出勤することも少なくありません。

さらに、この時期には「病気」という理由で仕事を休むことが多くなります。たしかに、このような精神状態では身体的な免疫機能が低下することはよく知られており、実際に風邪を引いたり体調を崩したりすることもあります。いわゆる「心身症」的な色彩の強い「病気」なのです。

一方、身体症状がないのに勤務を休むようになることも、この時期の特徴です。「何となく気分がすぐれない」「仕事をする気になれない」「部屋でゴロゴロしていたい」など、特別な理由もなく仕事を休むのですが、職場には「病気のために休む」と電話するわけです。

「抑うつ」段階

「引きこもり」段階を過ぎると、もう「抑うつ」段階ということができます。この段階では、「憂うつ」「淋しい」「悲しい」「つまらない」などの抑うつ感情をはっきりと自覚し、言葉にすることもできます。「集中力がない」とか「頭が働かない」というような精神機能の低下や、「忘れっぽくなった」という知的機能の低下もみられるようになってきます。

さらに、「何も手につかない」とか「何をやるのも億劫だ」といった具合に、運動性の抑制もみられるようになってきます。症状が、朝や午前中に特にひどいという「日内変動」もあるなど、いわゆる「うつ病」の患者と全く同じ症状がみられるようになるわけです。

「抑うつ」段階も、精神症状が自覚できたり客観的に観察できたりすれば、評価することは難しくありません。しかし、「抑うつ」段階にあるにもかかわらず、精神症状はほとんどないこともあります。たとえば、不眠や食欲不振、それに体重減少といった具合に、身体症状だけしか認められないような場合があるのです。

身体症状としては、ほかに頭重感・頭痛や肩凝り・腰痛などもありますし、下痢や便秘ということもあります。また、食欲不振とは逆に、過食がみられることもあります。

このように、抑うつ感がないか、あってもごく軽度で、その代わり身体症状だけが目立つ「うつ病」を「仮面うつ病」といいますが、ストレス状態の中の「抑うつ」段階にも、このような「仮面抑うつ」段階とでもいいたくなるような病態が含まれます。

「行動化」段階

最終的には、さまざまな「行動化」がみられるようになります。

誰もがさまざまな感情や欲望をもち合わせているものですが、心身が健康であれば、内的な感情や気持ちを言葉で表わしたり（言語化）、スポーツや社会的な活動のように別の形で発散したり（昇華）して処理します。ところが、そのような感情や欲望が、そのまま行動という形で発散されてしまう場合を「行動化」と呼びます。衝動的で未熟でもありますが、同時に、危険でもあるわけです。

たとえば、それまではたとえ嘘であっても、欠勤するときには「病気のため」と連絡してきたのが、この段階では、完全に無断欠勤の形をとることになります。また、何の将来的な展望もないのに、いきなり退職願を提出することも行動化の一つです。

性的な行動化がみられることも特徴ですし、極端な場合には、自殺未遂などを起こすこともあります。

その他の行動化としては、アルコールや薬物への依存があります。アルコール依存が多い理由は、それが容易に手に入るからなのですが、ナースの場合には、薬物依存も少なくありません。クスリについての知識があるため、依存が生じやすい市販薬を求めることや、病棟に残っている精神安定剤や睡眠薬を持ち帰り、多用・乱用することも考えられます。このような場合、残薬管理が悪い病棟ではなかなか気づかれなかったり、わかったとしても発見は遅れてしまうことになります。

もっとひどい場合には、鎮痛剤の注射薬を持ち帰ってしまうこともあります。このようなケースは発見されやすいのですが、本人と連絡がつかなかったり、自殺未遂を図ってしまったりして、いずれにしても、通常の勤務に復帰することは困難になってしまいます。

「事例1」の課題への考え方

では、先に挙げた**事例1**の課題に戻ってみましょう。

「課題2：7月頃のプリセプティ美咲は、どのような心理状態にあったと考えられますか？」

プリセプティの美咲は、上記の段階でいえば、「無関心」段階に至っていたと考えられます。この段階では、詰問調ではなく、「ちょっとゆっくり食事でもしながら考えよう」とか「最近、元気がないように見えるけど……」「何か困ってない？　一緒に対応策を考えようよ」というアプローチが正解です。奈津子も「一緒に頑張ろう」と伝えていますね。

この段階でプリセプターから声をかけられると、「自分のことを考えてくれているんだ」とか「わかってくれていたんだ」と思うようで、この声かけによって、ほとんどのケースでは次の「引きこもり段階」には進まず、元に戻っていきます。

次は、「課題3：看護管理者には、プリセプター奈津子に対し、どのような介入が望まれるでしょうか？」です。

プリセプター奈津子が過度のストレス状況にあることは確かです。

自分で気づくことができて対応できるのが理想ですが、ここは看護師長など管理者のサポートが必要です。プリセプティ美咲の指導への責任感と、それがうまくいかない焦りから、奈津子は、やや抑うつ的になっており、過剰適応の段階から、無気力や引きこもりを経過しないで、抑うつの段階に進んでいくことも考えられます。ナースは責任感が強い人が多いので、特に、プリセプターのような「頑張らなければいけない役割」を与えられた場合などは、バーンナウトを予防するためにも、教育担当の責任者や師長などが定期的に面談（カンファレス）の機会をもつなどのサポート体制が必須になります。

ナースの「新型」バーンナウト

２つ目の事例は、近年よく見られるようになったものです。皆さんの周りで、こんな人たちはいませんか？

事例２

さゆりは５年目で初めてプリセプターを担当することになった。昨年も師長からプリセプターをやるように言われたのだが、「まだ自信がない」と無理を聞いてもらい、免除してもらった。さゆりにとって、昨年は「断ってよかった」と思えることがあった。５月の連休明けから、新人の１人が来なくなってしまったのだ。詳しいことはわからないが、「プリセプターがサポートできなかったからじゃないの？」と休憩室で先輩たちが言っていたのだ。そのプリセプターは同期で、さゆりは「変な新人なのよ」と話を聞いていたので、一方的にプリセプターの責任という評価を聞くことはつらかった。

そんなこともあり、新人を紹介されるときには、さゆりの緊張は頂点に達していた。新人の綾乃が「どうぞよろしくお願いいたします」と頭を下げてくれたときには正直ホッとした。綾乃は休憩室ではいつも元気で明るく過ごしていた。

1カ月が経過し、綾乃も病棟業務に慣れてきた頃から、いよいよ患者のケアについて指導するようになった。1例目は78歳の女性で、婦人科系の手術の後で、やや尿量が減ってきたケースを選んだ。さゆりは5年前に自身がプリセプターから受けた教育を思い出し、「このケースでは術後の尿量が減っているけど、その理由としてはどのようなことが考えられる？」と質問したが、綾乃は少し首をかしげ「わかりません」とだけ答えた。さゆりは、自分も新人の頃は頭が真っ白になって答えられなかったことを思い出し、当時の先輩と同じように、「じゃあ、この理由についてできるだけたくさん原因の可能性を挙げてみて。明日までの宿題にします」と言ってあげた。綾乃は「どうも」と答えた。

翌日、申し送りの後で「さあ、昨日の宿題はどうした？」と尋ねると、綾乃は「あ、やってきませんでした」と答えた。さゆりは仕方ないなあと思いながら、「じゃあ、一緒に考えてみよう」と誘ったが、考えようとする様子も感じられなかった。

「ナースは原因を自分で考えて、対処方法も考えなきゃダメだよ」と言ったさゆりに対して、「それは医師が考えて指示を出すんじゃないですか？」と不服そうに言った。「それはそうだけど、ナースとして考えておくことは必要なのよ」というさゆりの言葉に、綾乃は不愉快そうな表情であった。「だって、あなたはこれから一人前のナースになっていくのよ。今から自分で考えておく癖をつけなくちゃ。あなたが困るのよ！」とやや興奮したさゆりに対して、綾乃は返事もしなかった。さゆりは何ともいえない無力感と疲労を感じた。

新型バーンナウトへの考え方

新型バーンナウトは、いわゆる「ゆとり世代」のナースやその周辺にみられるバーンナウトで、先に示した従来型のバーンナウトとは少し異なります。ここでは、その背景について考えていきます。

米国のゼロ・トレランス政策と日本の教育

犯罪防止の考え方として、米国には「割れ窓理論（Broken Windows Theory）」があります。これは、「建物の壊れた窓を1つ放置すると、やがてすべての窓が壊されてしまう」という喩えから、「軽微な犯罪でも徹底的に取り締まると、凶悪犯罪も含めて、すべての犯罪の防止に役立つ」という環境犯罪学の理論です。

1994年、悪化の一途をたどるニューヨークの治安回復と凶悪犯罪の撲滅を公約に掲げて、ジュリアーノニューヨーク市長が誕生しました。市長は「割れ窓理論」に基づく徹底した取り締まり（具体的には街中の落書きやゴミの不法投棄などを放置せず、駐車違反や騒音を出すなどのごく些細な軽犯罪の罰則を引き上げ、警察官の大量増員などで法的に厳格に対処するなど）を行いました。

結果的には、少年犯罪も凶悪犯罪も46％減少しました。内訳は、5年間で殺人が67.5％、強盗が54.2％、婦女暴行が27.4％減少し、ニューヨーク市の治安は一挙に回復したといいます[8)]。

ジュリアーノ市長の政策は「ゼロ・トレランス政策」と呼ばれます。ゼロ・トレランスとは、「不寛容」という意味です。1970年代から深刻化した学級崩壊（学校構内への銃の持ち込みや発砲事件、薬物汚染、飲酒、暴力、いじめなど）への対策として、1997年には当時のクリントン大統領が全米に呼びかけました。

教育現場へのゼロ・トレランス導入の意味は、これが教育的配慮ではなく、法的措置を伴っていたことであり、さまざまな問題や批判はありながらも、結果的には、学級崩壊は沈静化したのです。

一方、日本では1970年代終盤から1980年代にかけて、中学校や高等学校で「校内暴力」が深刻化し、95年以降には、小学校でも暴力的な問題が発生するようになってきました。

このような校内暴力に対して、法的措置をとったアメリカとは対照的に、日本では人情味あふれる教師による熱い教育的配慮こそ若者を育てるのには欠かせない、という文化ができあがっていきました。これには、たとえば学園ドラマの代表格である「3年B組金八先生」が1979年から2011年まで大ヒットしたことも影響していると私は考えています。

1970年代終盤から1980年代にかけて「切れやすい子どもたち」として校内暴力に参加していた彼らも、2000年頃からは人の親になり、今度はモンスターペアレンツとして学校に乗り込んできました。ドラマの中の「金八先生」こそが当たり前の教師だ、と誤解してしまった人々の暴挙のように思えてなりません。同様に、「うちの子を早く診てくれ」と病院に殴り込むのもモンスターペアレンツです。

教師やナースなどが新たな犠牲者としてうつ病になることは、「長期にわたる病気療養」という個人へのトラウマだけでなく、社会資源の損失にもつながっているのです[9)]。

ゆとり教育の功罪

いわゆる「ゆとり教育」について、きちんと説明できる人は少ないのではないでしょうか。ここでまとめてみましょう。

1970年代、日本教職員組合（日教組）が「ゆとりある学校」を提起し、第2次中曽根内閣の主導のもとにできた臨時教育審議会で、「公教育の民営化」という意味合いの中で導入することにより、ゆとり教育への流れが確立されたようです。そして、当時の文部省や中央教育審議会が「ゆとり」を重視した学習指導要領を導入して開始されました。

私見ではありますが、上述したような、1970年代終盤から1980年代にかけて、中学校や高等学校で「校内暴力」が深刻になっていった経緯と無縁ではないと思うのです。

具体的には、1987年生まれ以降が、順次導入された「ゆとり教育」を受けたことになり、1995年生まれになると、小学校入学時からゆとり教育を受けていることになります。

私はこの95年生まれ以後を「完全型ゆとり世代」と呼び、それ以前を「不全型ゆとり世代」と呼んでいます。2018年には「完全型ゆとり世代」の先頭は23歳になり、「不全型ゆとり世代」の先頭は31歳ということになります。

ゆとり教育の功罪についてはさまざまな意見がありますが、この世代が社会に出てからの確実な反応として、「今どきの若者」の育て方や理解の仕方などの書籍が多くなり、「新型うつ」などの病態もその延長線上に登場したと思われます。

そのような中、2005年から2006年に経済産業省の経済産業政策局産業人材政策室が有識者を集めて開催した研究会をもとに、読み書きを含む基礎学力と、職業知識や資格などの専門知識に加えて、職場や地域社会で活躍をするうえで必要となる第3の能力として「社会人基礎力」が定義されました。「前に踏み出す力」「考え抜く力」「チームで働く力」の3つを社会人基礎力の核としています[10,11]。

「社会人基礎力」は一般にはまだ認知度が低いのですが、企業側のニーズが先行し、それに合わせて医療の領域でも研究会などで取り上げられるようになりました。数は多くないものの、書籍も出されています[12-14]。

結論的には、ゆとり教育が唯一の原因ではありませんが、明らかに従来の社会人とは異なる考え方や態度を示す世代が、社会に進出してきているという意識をもつ必要があります。

彼らは現在20歳代から30歳代ですから、10年後あるいは20年後の日本の医療を担う中心的世代になっていくということです。「ゆとり以前の世代」からすると理解しづらいような側面もありますが、医療職をはじめとする対人援助職に「社会人基礎力」は不可欠ですから、それをどうやって育んでいくのかが、今後の医療の質を担保するためには喫緊の課題ということになるでしょう。

2

ナースに求められてきた「傾聴」と「共感」

バーンナウトの概要についてわかってきたところで、次はナースに特徴的な要因を掘り下げてみましょう。

傾聴と共感

医療者、特にナースには、昔から「傾聴」と「共感」がペアで必要なスキルだといわれてきました。「傾聴」とは、中立的、無批判、受動的に相手の話を聴くことです。「共感」とは、自分の価値観を交えず、相手の価値観で感じることです。

つまり、ナースにとっての傾聴・共感の目標は、患者の話を聴きながら物語をつくることだと思うのです。物語(ナラティブ)というのは、この人がどこでどのように生まれて育ち、どのように結婚をして、どんな家庭を築いていったのか等々、絵本や小説を読んでいるかのように聞き手の頭の中で物語をつくることです。それができれば、傾聴・共感が成功しているといえます。共感が伝わらなければ、相手は話し続けようとは思わないし、相手の話を傾聴していないと、事実関係やそのときの気持ちなどが十分に理解できないからです。

このように、患者を物語として理解してアプローチしていく医療の方法は、ナラティブ・ベイスド・メディスン(Narrative-based Medicine；NBM)と呼ばれています。1990年頃に提唱されたエビデンス・ベイスド・メディスン(Evidence-based Medicine；EBM)、すなわち「根拠に基づく医療」に対抗して現れた臨床スタイルともいえます。EBMとは、専門誌や学会で公表された過去の臨床結果や臨床論文などを検索し、なるべく客観的な疫学的観察や統計学的比較に根拠を求めながら、治療効果・副作用・予後の臨床結果に基づき医療を行うというものです。それを重視するあまり、傾聴・共感やオーダーメイド医療が忘れられそうになったので、患者それぞれを重視しようとする医療の姿勢が提言されたのです。

しかし、EBMとNBMという一見、対立的に見える2つのアプローチは、むしろ相互に補完的であると考えるべきです。つまり、積み重ねてきた臨床研究やデータを基本として、患者に対峙する際には患者のこれまで生きてきた物語を理解したうえで対応していく、というのが理想的な臨床スタイルになっていくのです。

共感とミラーニューロン

ここで、最近の脳科学が明らかにした、共感に関連した細胞「ミラーニューロン」について説明しましょう。

ミラーニューロンは、1996年、イタリアのリッツォラッティ（Rizzolatti G）らによって発見されました。彼らは、マカクザルがエサを取る際の特定の動きにかかわる神経細胞の活動を記録していましたが、実験者がエサを拾い上げるときにも同様に、マカクザル自身がエサを取るときのニューロンが活動を示すことを発見したのです。その後、2007年には、ヒトにもミラーニューロンがあることが発見されました。

ミラーニューロンは、霊長類などの高等動物の脳内で、自ら行動するときと、他の個体が行動するのを見ている状態の両方で、活動電位を発生させる神経細胞のことです。他の個体の行動を見て、まるで自身が同じ行動をとっているかのように、“鏡”のように反応することから名付けられました。

他人がしていることを見て、自分がしているかのように感じる共感能力を司っているのが、ミラーニューロンなのです。しかも、その後のサルの実験では、サルは行動そのものを模倣するだけでなく、その背景にある意図も読み取っていることがわかりました[15)]。つまり、模倣や、他者の意図を理解することは、霊長類であれば「サルでもできる」ということになります。

しかし、ヒトでは、運動野だけでなく、前頭葉の感情を司る領域にもミラーニューロンがあることが発見されています。人のミラーニューロンは、後述するように、特定の脳領域（特に前部島皮質と下前頭皮質）では自身の情動（快、不快、痛みなど）に反応し、かつ他者の情動を観察する際にも活動することがわかっています。しかし、サルの研究では、他者の感情に共感するミラーニューロンは見つかっていないそうです。

共感、すなわち、人の気持ちがわかる能力はヒトだけに備わったものであり、共感はきわめて人間的だということです。

共感疲労とは

人の気持ちがわかる能力はヒトだけに備わったものですが、それが強く持続することによって、身体的・情緒的に変調を起こすことが報告されてきました。それが「共感疲労（compassion fatigue）」です。

共感疲労とは、1992年にジョインソン（Joinson C）が、救急部門のナースにみられる現象として初めて報告しました。特徴的な症状は、身体疾患の悪化、生活の中での喜びの欠如、仕事に行く恐怖、神経過敏、慢性疲労などです。そして、医療者が、この共感疲労に注意しなければいけない理由は**表2**のように示されています[16)]。

その後、さまざまな研究により、医療者の共感疲労は、別の人の症状を緩和しようと強く望むときに生ずること、人との相互作用と仕事のストレスなどが原因になっていること、援助するケアリングの中で

表2 共感疲労に注意が必要な理由

①共感疲労が情緒的には決定的なダメージになってしまうこと
②医療者の性格が共感疲労を起こしやすいこと
③外的な要因は回避できない場合が多いこと
④よほど注意を向けていないと、共感疲労は認知されにくいこと

の共感によって生ずること、などが明らかになったのです[17)]。

バーンナウトと共感疲労は似たような現象ですが、バーンナウトは、個人の要因と職場側の環境要因の2つが原因だといわれてきました。個人の要因とは、「ひたむきさ」「他人と深くかかわろうとする姿勢」などです。このひたむきさには、「患者の心理を正しく共感するとはどういうことだろう」と悩むことも含まれますが、それは「共感」そのものではありません。職場側の環境要因とは、ナースへの量的・質的な過剰負担や、自律性が発揮できないこと、役割の曖昧さや、役割葛藤などが挙げられます。

それに対して共感疲労は、過剰な共感こそが原因だということになります。結果として、「とにかくいつも疲れている」「同情したくなるような患者のケアをしていても気持ちが動かない」「毎日起きて仕事に行くのがやたらとつらい」「一生懸命働いても全く達成感がない」「仕事でもプライベートでも怒りっぽくイライラする」「仕事で何をしていても、ベストを尽くそうという気になれない」「実際は病気ではないのに原因不明の体調不良に悩まされている」などの症状が現れるといわれています。

共感疲労はなぜ起こるのか

では、なぜ共感疲労が起こるのでしょうか。「過剰な共感」に至る原因を考えてみましょう。まず第１に、ナースの仕事が「感情労働」だからという理由が挙げられます。「感情労働」（emotional labor）とは、ホックシルド（Hochschild AR）が、身体を使った作業で賃金を得る「肉体労働」、頭を使った作業で賃金を得る「頭脳労働」に続く、第三の労働形態として示したもので、感情を使うことで賃金を得るものです。ホックシルドは、感情労働は飛行機の客室乗務員に典型的にみられることを指摘しました[18)]。

その後、同じような感情労働が他の職業でもみられることが次々に報告され、その代表的な職業がナースであると指摘されました[19)]。さらに、共感する能力が高いナースほど、患者の痛みやつらさ、心的トラウマなどに強く共感し、余計に強い共感疲労を感じることも報告されています[20)]。

いずれにしても、対人の仕事に就く人の多くが、職種に応じた感情の管理を求められ、規範的な感情を商品価値として提供しているのです。これが「過剰な共感」に至る第１の原因です。

第２の原因としては、ナースという「役割への過剰適応」が考えられます。たとえば、患者や家族からの不満や怒りは、医師に直接向けられることは少なく、ナースに向けられることが多いのですが、このとき、ナースという職務上の役割に向けられた反応（怒り、苦情など）を、自分の人格に向けられたものだと受け止めてしまうのです。職務上の役割と人格を切り離せないと、共感疲労の原因になってしまいます。

第３に、「逆転移」があります。転移と逆転移は、もともとは一対一で長く続く精神療法の場面でみられるものです。患者から治療者に向けられる性別や年齢を超えた不可思議な感情のことを「転移」といい、逆に、治療者側から患者に無意識的に向けられる感情のことを「逆転移」といいます。医療者が逆転移を起こすこと自体に問題はないのですが、それに気づかないと問題となることがあります。

では、患者とナースの関係を例に挙げて、ナースの心に何が沸き上がるのかを考えてみましょう。転移・逆転移は、一対一の関係性が長く続く場合に起こりやすいので、治療経過が長くプライマリーナースが担当する小児がん患者を例にしてみましょう。

まず、ナースが患児の母親のような気持ちになります。これは「同一化」という心理機制で、ここまでは問題はありません。しかし、自身が逆転移に気づかず、過度の同一化の状態になると、患児に対して母親と同じような罪悪感や喪失感を抱くことになり、この部分が共感疲労につながっていきます。

また、自分の子どもの頃のことを思い出すという逆転移も生じます。これは「退行」という心理機制です。子どもの頃、母親は妹には優しかったが自分には厳しかった、というような思い出です。こうして振り返ることは、自己分析には役立つのですが、本格的に行うにはカウンセラーの手を借りる必要があります。

最後に、第4の原因として、ナースに多い「ねばならない思考」を挙げたいと思います。「ナースは患者の立場に立たなければならない」とか、「ナースは患者のために……ねばならない」のような思考法です。詳しくはPart 2で紹介しますが、これが過剰な共感を自分に課して、最終的には共感疲労につながってしまうのです。

傾聴と共感がもたらす課題

3つ目の事例では、傾聴と共感がもたらした状況を提示します。ここに挙げた課題について、皆さんはどう考えますか？

事例3

36歳の乳がん再発患者が、疼痛コントロールのために入院した。プライマリーナースは28歳の千絵。患者の母親があまり面会に来ないこと、来ても事務的な連絡だけの様子から、母娘関係がうまくいっているとは思えなかった。

患者の話を傾聴・共感していると、母親は、幼少時より娘には無関心で、長男のほうを可愛がっていたことが原因していると千絵は感じた。話を聞けば聞くほど、母親の養育態度に腹立たしさを感じていった。

そんなとき、患者が面会を楽しみにしていたにもかかわらず、母親が連絡もなしに３時間遅れて病室に着いたという出来事があった。ちょうど居合わせた千絵は、つい「お母さん、もっと娘さんを大事にしてあげてください」と言ってしまった。母親は不機嫌そうに帰って行ったが、患者は千絵に「私の代わりに言ってくれてありがとうございました」と感謝した。

課題１：ナースが患者の味方をすることは正しいのでしょうか？

課題２：母親に対する、母娘関係についての批判は正しいのでしょうか？

考え方を変えてみよう！

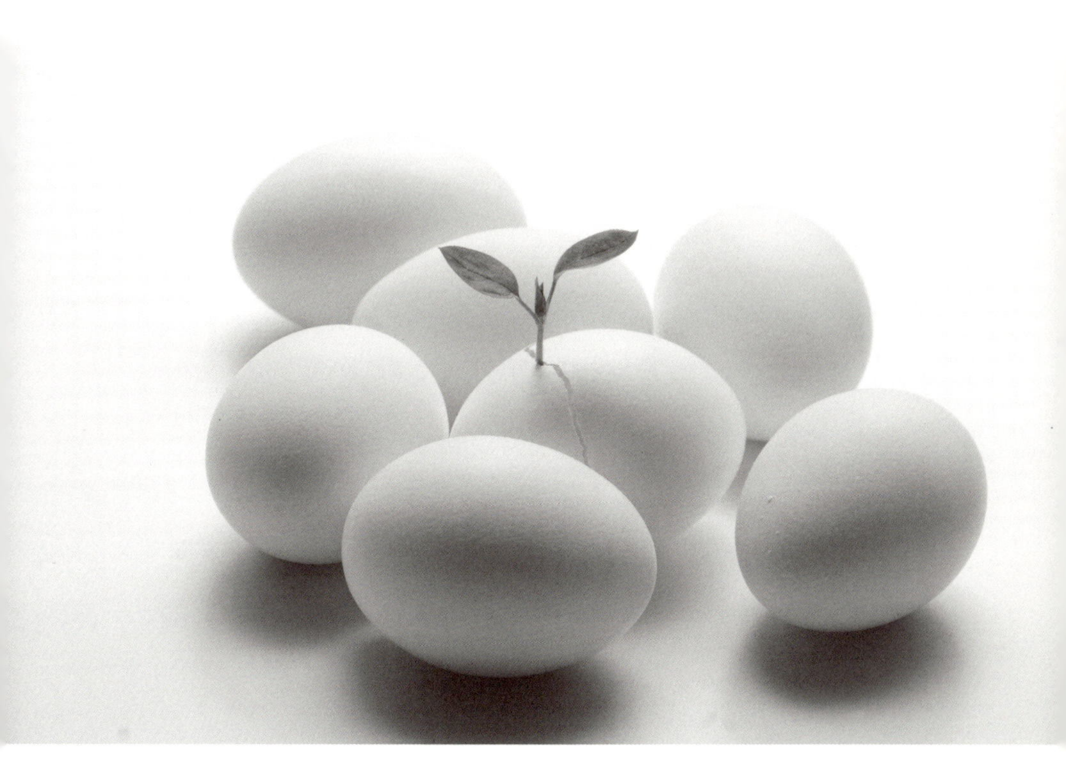

3

「共感」から「慈悲」へ

さあ、ここからは頭を切り替えて、新しい思考パターンで物事をとらえてみましょう。先ほど紹介した**事例3**の課題を手掛かりに、「傾聴・共感」から「慈悲・瞑想」への転換を提案していきます。

誤った共感や考えを修正する

事例3に登場するナース千絵の言動は、傾聴・共感の結果生じた「逆転移」に基づくものです。しかし、アドラー心理学の「課題の分離」から考えると、「課題1・2」については次のように解釈できそうです。

・人は誰も課題（ライフタスク）をもっている。

・それは3種類あり、「家庭」「友人」「愛」が主たる課題である。

・他人の課題に一緒に取り組むことは、頼まれればしてもよいが、基本的には、それぞれの課題は分離していると考えなければいけない。

つまり、頼まれてもいないのに、ナースが「患者の課題」「母親の課題」に口を挟むことは、やってはいけないし、むしろ横暴でさえあるといえます。ナースは、患者が抱えている課題について、家に持ち帰ってまでも一緒に考えてしまい、疲れ果ててしまうこともありますが、これは「過剰な共感」または「誤った共感」による共感疲労であり、アドラー心理学的にいえば、「課題の分離ができていない」状態であるということになります。

また、私が専門とするサイコオンコロジーの日常臨床では、毎日毎日、「がんが見つかりました……がんって、やはり死んでしまうんで

表3 ◆「がん＝死」という誤った考えへの心理社会教育

○**問いかけ**
今では2人に1人以上（50数%）が、一生に1回はがんにかかる時代になりました。死因統計によると、10人に3人（30%）ががんで死ぬ時代でもあります。では、残りの20数%のがん患者はどうなっていくと思いますか？

○**正解**
がんが治るか、経過を見ている間に別の病気で亡くなるか、老衰で亡くなる。

○**まとめ**
がんは糖尿病や高血圧などと同じ「慢性疾患」です。何とか一生、それ以上悪さをしないように付き合っていく病気なのです。

しょう？　怖いんです……」と不安がる人々が登場します。私は、その方たちに「がん＝死」という考えの誤りを指摘して、「本当にそうでしょうか？」と一緒に考え始めます。ここで重要なカウンセリングは、**表3**のような介入です。

これは正確には「心理社会教育（Psycho-education）」という介入です。これで7割くらいの方の不安は軽減できます。しかし、それでも不安な気持ちが浮かんできたらどうするのかという疑問に対して、私が到達したのが、瞑想（集中瞑想やマインドフルネス瞑想）です。

マインドフルネス瞑想とは、仏教瞑想から仏教的な要素を抜いたものであり、私見ですが、仏教の教えが長い間遺伝子に刷り込まれてきた日本人にとっては何かが足りないように思っていました。また、禅僧として名高いティクナットハン師のリトリート（瞑想会）で修行中の僧侶たちを聖路加国際病院にお招きして、本来の仏教瞑想を経験した際にも、「やはり仏教瞑想とマインドフルネス瞑想とは違うものだ」と感じました。

そのような中で、傾聴・共感の共感はCompassion Training（共感のトレーニング）で訓練できる[21)]、Loving-Kindness and Compassion Meditation（愛と共感の瞑想）などを行うと、共感と関連した脳の部位の活動が増す[22]、また、数万時間を超える経験をもつ長期瞑想者は右の後部島皮質が肥厚していること、この部分は自分自身の体感や他人の情動に敏感に反応する部分である[23]、などと書かれた論文に遭遇したのです。

さらに、こうしたプロセスの中で共感とは異なる「慈悲」という言葉に出会ったことから、特に、共感と慈悲の違いについて、脳科学の研究から検討することにしました。

共感と慈悲の違い

ミラーニューロンの発見についてはすでに述べましたが、ミラーニューロンは行動だけでなく感情にも反応することがわかってきました。他人の悲しみや喜びを自分のことのように感じる共感能力も、ミラーニューロンはもち合わせていたことになるのです。

他者が苦しんでいるのを見ると、人はなぜか、自分も苦しみを感じます。脳が、他者の苦しみをどのように処理しているのかについて、シンガー（Singer T）は、自分自身が痛み刺激を経験し、また、別の人が痛み刺激を受けているのを観察している被験者の脳活動を機能的磁気共鳴画像法（fMRI＝functional magnetic resonance imaging）で測定しました。

結果は、自身が電気刺激を受けたときには、身体的な痛みを感じる領域と精神的・感情的な痛みを感じる領域の２カ所が反応しました。次に、被験者のパートナーに電気刺激を与えてみると、精神的・感情的な痛みを感じる領域だけが反応しました。つまり、恋人の痛みを、自分の精神的・感情的な痛みとして感じていることが示されたのです。これが「共感」といわれるものです。

やや専門的な話になりますが、この実験では、自分が痛みを経験しているときも、痛みを経験しているパートナーの姿を見ているときも、脳の前部島皮質（AI＝anterior insula）という部分と、前中部帯状皮質（aMCC＝anterior medial cingulate cortex）の2つの場所が活動することがわかりました。

しかも、この共感性・共感能力は訓練できることがわかっています。たとえば、Compassion Training（共感のトレーニング）、あるいはLoving-Kindness and Compassion Meditation（愛と共感の瞑想）などを続けていると、共感と関連した脳の部位の活動が増すのです[24,25]。

さて、シンガーの研究グループはその後、チベット僧であるリカール博士の協力によって、共感と慈悲の差異についての脳科学的な研究を始め、比較研究まで行っています。彼らは、共感する際に活性化する脳の前部島皮質と前中部帯状皮質とは異なる神経ネットワークが、慈悲の瞑想の際には活性化するのではないかと考え、研究を進めました。

シンガー（Singer T）やクリメッキ（Klimecki OM）の研究によれば、まず研究参加者を2群に分け、対照群は記憶力を試すような介入を、介入群は共感のトレーニングを受けました。すると、共感のトレーニングを受けた対象では、他者の苦しみのビデオに対して、肯定的な感情は変化がないのに対して否定的な感情が生じました。共感トレーニングを受けた群はその後、慈悲の瞑想のトレーニングを受けました。すると、他者の苦しみのビデオに対して否定的な感情が軽減され、肯定的な感情が増加したのです。

脳のfMRIによれば、記憶力を試す介入を受けた対照群に対して、共感のトレーニングを受けた群は、右脳の前部島皮質と前中部帯状皮質が活性化され、その後、慈悲の瞑想トレーニングを受けた群では、それらとは異なった部位、すなわち、右の眼窩前頭皮質（mOFC＝medial orbitofrontal cortex）、腹側被蓋野（VTA＝ventral tegmental area）/黒質（SN＝substantia nigra）、淡蒼球（pallidum）、被殻（putamen）が活性化していることがわかったそうです[26-28]。

共感と慈悲は同じようなものとしてとらえられがちですが、それに続く感情も、その際に活性化される脳の部位も全く異なっていることになります。すなわち、共感にはその後に否定的な感情が続くため、これが共感疲労につながっていくことが示唆されるのに対して、慈悲は否定的な感情を打ち消し肯定的な感情を引き起こすことが示されました。

では、慈悲について、今度はその起源である仏教的な視点から考えてみます。

「慈悲喜捨」とは

慈悲とは、「慈悲深い」などと日常でも使われるようになった言葉ですが、元々は仏教用語で、「仏や菩薩が人々に楽を与え（＝慈）、苦しみを取り除くこと（＝悲）」を意味する言葉です。ここから派生して、「慈悲」は一般的には「思いやり」や「情け」という意味で使われています。

仏教徒が目指す徳目の一つに「四無量心（The Four Immeasurables）」があります。四無量心とは、慈・悲・喜・捨の４つの心の状態をいいます。慈悲とは四無量心の一部であり、四無量心を略したものだといってもいいでしょう。

表４で慈悲喜捨のそれぞれを解説してみます。

４つのうち「捨」が重要で、魚川は「優しさ」と「慈悲」の違いについて、「「優しさ」とは他者の喜怒哀楽に共感する心だが、「慈悲」には「捨」がある点が、「優しさ」とは異なっている。「捨」とは、喜怒哀楽の感情をすべて平等に観察して、それに左右されない「平静さ」のことだ」と述べています[29]。

表５に、四無量心を中道とした場合、それを邪魔する両極のものを挙げてみました。これによれば、「捨」とは「平静な見守り」ということになります。医療職であれば、患者を慈しみ、その痛みや喜びに共

表4 ◆ 慈・悲・喜・捨の心

	意味	子育てにたとえると
慈（Loving-kindness）	相手の幸福・健康・安楽を願う心	親が子の幸福を祈ること
悲（Compassion）	相手の苦しみや痛みが和らぐように祈り願う心	親が子の病気や怪我からの回復を祈ること
喜（Empathic joy）	相手の成功や幸福をともに喜び、それらが長く続くように祈り願う心	親が子の喜びをともに喜ぶこと
捨（Equanimity）	相手の人生の浮き沈みを、適切な距離から見守る心	自立した子に対して、距離をとって見守ること

（井上ウィマラ（2012）：四無量心，井上ウィマラ・葛西賢太・加藤博己編，仏教心理学キーワード事典，春秋社，p.64 をもとに作成）

表5 ◆ 四無量心を邪魔する両極のもの

邪魔するもの 1	四無量心	邪魔するもの 2
愛欲・貪り	慈しみ（慈）	憎悪・怒り
感傷	痛みへの共感（悲）	非難・中傷
過剰な同一化・有頂天	喜びへの共感（喜）	嫉妬・羨望
無関心・無視	平静な見守り（捨）	貪り・怒り

（井上ウィマラ（2012）：中道，井上ウィマラ・葛西賢太・加藤博己編，仏教心理学キーワード事典，春秋社，p.13 より一部改変）

感するところまでは「優しさ」といえますが、最後の「捨」は、他の3因子とは様相が異なります。そして、この「捨」が入ったところが、厳密な意味での「慈悲」ということになるのです。

看護の本質を表す「捨」の視座

これまでの医療者、特にナースへの教育の中では、傾聴と共感が強調されすぎてきたのではないかと思っています。看護においては、患者の苦痛や悲しみに共感することが大切だと教育されてきました。けれども、私たちが共感（相手が感じているのと同じように自分も感じること）で留まってしまうと、私たちは慢性的に悲しみと燃えつきを感じるようになります。これは、ダライ・ラマ法王の主治医も勤める、医師でありチベット密教僧であるバリー・カーズィン（Karzin B）が指摘しています。

カーズィンは、「共感から慈悲にまで成熟させることが、さらに大きな喜びをもたらすのです。それは他者を助けるという喜びです。もちろん、その喜びには、相手の痛みを感じることからくる、少しの悲しみが交じり合っています。ただ圧倒的には愛と寛容さを感じるのです。自分が他の人たちに役立つように、心から願い、ときにそのように行動することです。だんだんと、私たちは、慈悲を向ける領域を、自分の愛する人たちから、見知らぬ人にも、そして敵にまでも広げていくのです。そうすると、私たちの慈悲は全開になります」と指摘しています[30)]。

ハリファックス*も著書の中で、「共感と慈悲は明確に区別しなければならない」と述べています。彼女によると、「共感とは、単なる情動的響き合い・感情的調律、あるいは、感情的・認知的な響き合い、または感情的認知的共鳴であるのに対して、慈悲は、他者に対して思いやりを感じていて、かつ他者のためになりたいと願っていること」だと言い、「共感は、慈悲の一部だとしても、慈悲そのものではない」と強く指摘しています[31)]。

つまり、バーンナウトや共感疲労を予防するために目指すのは、「慈悲のある看護」ということになるのです。

＊ジョアン・ハリファックス（Halifax J）は、医療人類学者かつ禅の尼僧として長年、人々にとっての死をテーマに探求を続けている。40年以上にわたり死にゆく人々のケアに取り組み、学術研究機関で死と死にゆくことについての講義を行ってきた。1990年ニューメキシコ州サンタフェに仏教研究と社会活動のセンターとしてウパヤ禅センターを設立。1994年には「死にゆく人と共にいる」プロジェクトを立ち上げ、死にゆく人々への瞑想的なケアの分野で働く何千人もの保健医療の専門家のトレーニングを行っている。また、1970年代から故フランシスコ・ヴァレラ、ダライ・ラマ14世らと協力し、科学者と仏教者との対話プロジェクトを推進している。

「慈悲のある看護」に必要なもの

「慈悲」を医療現場にもち込んだのは、意外にも、ターミナルケアで有名なキューブラー・ロス（Kübler-Ross E）です。彼女は、「皆さんは死の床にある患者がどんな気持ちでいるのかわかるようになるでしょう。いえそれだけではなく、皆さんは慈悲の心をもって患者に接することができるようになるでしょう。自分がその立場だったら、そう接してもらいたいような、慈悲の心です」と述べています[32)]。

ハリファックスもまた、「私は死にゆく人の前で、自分が母親のように、優しさを与えることと受け取ることの両方をしようと思う。亡くなる人が、自分の母親であるかのように、今こそ恩返しするべき時だと思い、接するようにしている」と慈悲の看護について述べています[31)]。

さらに彼女によれば、慈悲には次のものが必要だそうです。

・自分や他者にしっかり注意を向けていく能力

・善良さ・親切さ・利他心に連なる心理的能力

・意図性や洞察できる能力

ここには単なる「優しさ」や「共感」とは別の要素が含まれていると思います。さらに、「他人のためになりたいという意図をもって、他者と直接的・間接的にかかわることが組み合わされて慈悲になっていく」として、その際に要求される能力を以下のように示しています。

・他者の経験に心を向ける能力

・他者を思いやる能力

・他者に何が役立つかを感じとる能力

・他者の利益になることができる能力

私は、四無量心すなわち、慈悲喜捨の中の「捨」の要素を看護に取り入れれば、それは十分「慈悲のある看護」につながっていくと思っています。具体的には、「自分や他者にしっかり注意を向けていく能力」「意図性や洞察できる能力」「他者の経験に心を向ける能力」「他者に何が役立つかを感じとる能力」などが、「優しさ」や「共感」とは別の、「慈悲」に必要な能力なのだと思っています。

では、このような能力をいかに培っていけばよいのでしょうか。

表6は、ハリファックスによる、四無量心それぞれを育む瞑想です。

瞑想とは、「無」になることを目指すだけでなく、このように「……ますように」と心の中で祈ったり願ったりすることも含まれます。ここで、平静さ（捨）を育む言葉に注目すると、突き放すような、やや冷たい感じがしないでもないのですが、非常に冷静な対応です。

このように考えていくと、慈悲のある看護とは、次のようなものといえるのではないでしょうか。患者の幸福・健康・安楽を願い（＝慈）、患者の苦しみや痛みが和らぐように願い（＝悲）、患者の喜びをともに喜び（＝喜）、患者のその後の経過を適切な距離から見守る（＝捨）看護です。

共感とは、患者が感じている悲しみやつらさを同じように自分も感じることですが、これを続けていると共感疲労やバーンナウトにつながってしまいます。できる限りのことをやったうえで、その後は冷

表6 四無量心を育む瞑想

○慈しみ（慈）を支える言葉
・慈しみが限りなく流れていきますように。
・慈しみが、あなたの身体にみちて癒してくれますように。
・慈しみの力が、あなたを支えてくれますように。
○憐れみ（悲）を育む言葉
・あなたや、生きとし生けるものが痛みや悲しみから自由になりますように。
・あなたが自分自身を大切にできますように。
・生きとし生けるものが苦しみの原因から自由になりますように。
○共感的な喜び（喜）を生みだす言葉
・生きとし生けるものが幸せでありますように。
・喜びがあなたをみたし、支えてくれますように。
・あなたの幸せがつづきますように。
○平静さ（捨）を育む言葉
・誰もが、自分自身の状況に向き合わなければなりません。
・あなたの幸せも不幸せも、あなたの行ないによるものであり、私の願いによるものではありません。
・あなたがものごとをありのままに受け入れることができますように。

（ジョアン・ハリファックス著／井上ウィマラ監訳（2015）：死にゆく人と共にあること―マインドフルネスによる終末期ケア，春秋社，p.85より一部改変）

静・平静に患者の経過を見守るという慈悲のある看護ならば、燃えつきることはないのではないかと思います。

このような慈悲のある看護を続けていただきたいのですが、特に、死にゆく人と日常的にかかわるナースは、ややもすると、共感疲労からバーンナウトに陥りやすいという現状は、今も昔も変わりません。そのようなナースのためのセルフケアについて、ハリファックスの言葉を借りて**表7**にまとめてみます。

表7 死にゆく患者とかかわるナースのセルフケア

○自分の限界を慈悲深い心で見つめること 自分の限界に気づかず共感疲労に陥っていくことは実際に多いと思われます。自分の限界を慈悲深い心（もちろん、「捨」の部分が中心になりますが）で冷静に評価しておきましょう。
○健全なスケジュールを立てること 共感のあまり、時間外でも可能な限り患者のそばに寄り添うべきだ、という考えでは、健全なスケジュールとはいえません。
○自分のリフレッシュ法を知り実践すること ストレス発散の方法やリフレッシュ法をつくり、それを実践することは、どのような職業でも大切なことになります。
○他の同僚を巻き込み仲間にすること 一人だけで負担するのではなく、情報を共有したり、介入を分担してもらうことも必要になってきます。
○自分の仕事を有益で健康的な方法でできるように計画を立てること 自分の介入が効果的に、しかも健康的に発揮できるよう計画を立てることです。

（ジョアン・ハリファックス著／井上ウィマラ監訳（2015）：死にゆく人と共にあること―マインドフルネスによる終末期ケア，春秋社，p.159–169 をもとに作成）

4
「慈悲の瞑想」のレッスン

「慈悲」の有用性についてご理解いただけたでしょうか。最後に、慈悲の考え方（心）を身につけるための具体的な方法をお示しします。

「慈悲の瞑想」(短縮版)の実践

日本では今、マインドフルネスが医療やビジネスの領域で注目されています。少し前までは、「認知療法」という言葉が書籍や学術集会のプログラムの中で目立っていましたが、今やあらゆるところにマインドフルネス瞑想という言葉が見られます。

マインドフルネス瞑想は、世界中が混沌としていた1960年代に、インドの仏教瞑想がアメリカに渡ったのがその起源です。マサチューセッツ大学マインドフルネスセンターの創設所長カバット・ジン（Kabat-Zinn J）は、仏教瞑想から仏教色を取り除き「マインドフルネス・ストレス低減法」という8週間プログラムを考案しました。このプログラムが紹介されてから、さまざまな病態に対しておびただしい数の介入研究が行われてきました。そしてマインドフルネス瞑想は日本にも「逆輸入」され、今のブームに至っているのです。これはブームであり、今後、日本に定着するかどうか、特に臨床でも使われていくかどうかは現時点では誰にもわかりません。

私は、下記の点を不安材料として考えています。

①療法ではなく、スキルとして導入された点

マインドフルネスは、医療界よりも先にビジネス界で取り入れられました。外国の一流企業がマインドフルネスを取り入れた理由は、それによって想像力がアップする、集中力のトレーニングによい、というような効用があったからです。いわば、効率をアップさせるための「スキル」として導入されたのであり、治療方法として導入されたわけではありません。

②「輸入盤」は標準化と講師養成が必要だという点

今のマインドフルネスは、いわば「輸入盤」です。この輸入盤の効果に関しては、日本人を対象にしたエビデンスを示すような大規模な対象研究が必要になります。当然、講師を養成していく必要もあります。「質の担保」が必要になります。

③患者は「瞑想」よりも「処方箋」を好むという点

マインドフルネスを医療に導入する際には、患者心理にも注意する必要があります。「瞑想」というと怪しげな印象をもつ人も多く、医療機関を受診したからには、何よりも形のある「処方箋」を好む、という日本人の国民性があるからです。

④日本では、「セルフケア」の概念は一般化されにくい点

日本は国民皆保険なので、比較的安易に医療機関を受診します。マインドフルネスは、医療的な要素をもつセルフケアではなく、むしろスポーツクラブやセミナーなどで学ぶスキルであるとする関与の仕方のほうが日本的なのかもしれません。

⑤何かが足りない……

マインドフルネスは、元を正せば、仏陀（ブッダ）が行った「呼吸による瞑想」がアメリカに渡り、仏教色を排除してブラックボックス化したものです。ブラックボックス化したプログラムができたおかげで、さまざまな施設で介入研究や脳科学的な研究が行われ、いわゆるエビデンスがそろったものが、日本に輸入されたのです。

仏教や仏教的な習慣などに慣れ親しんだ日本人にとって、このプログラムに、何か物足りなさを感じても不思議ではありません。私は、それを補うのが「慈悲の瞑想」ではないかと思っています。アメリカでも、すでにこの点を考慮しており、グーグル社に導入されたマインドフルネス瞑想に慈悲の瞑想の一部が組み込まれたり、「Loving-Kindness and Compassion Meditation」として介入研究が行われたりしています。

結論的には、慈悲の瞑想とは、①健常者において、陽性感情を高め、気持ちのつらさを軽減するという報告、②臨床的には、うつ病・PTSDに有効とする報告、などがありますが、まだ実証的研究は少ないといえます[33)]。

「慈悲の瞑想」あるいは「慈愛の瞑想」は、仏教が始まってすぐにできた上座部仏教における瞑想の一種です。現代のヴィパッサナー瞑想においては、準備段階としてセットにして行われていますが、仏教の精神を最もよく表現した瞑想法としてきわめて重視されています。

実際には**表 8**のような内容を心の中で祈ったり願ったりするのですが、特に後半の「私の嫌いな人々が幸せでありますように」とか「私を嫌っている人々が幸せでありますように」という部分になると、抵抗感を感ずる人も多いようです。

そこで、私が臨床でとり入れる際には、**表 9**のような短縮版を使用しています。まず診察室内で私とがん患者さんが一緒に行い、その後は一日 1 回以上は患者さん 1 人でも実践するように指導しています。

瞑想では腹式呼吸が前提になります。「息を 2 秒で吸ったら 4 秒で吐く」「3 秒で吸ったら 6 秒で吐く」という具合に、息を吐く時間を吸う時間の約 2 倍にして、息を細く長く吐くように指導します。そして、息を吐きながら「……なりますように」と 1 回心の中で唱えます。息を吸って、次に吐くときに 2 回目の「……なりますように」を心の中で唱えます。それを 3 回繰り返し、次のフレーズに移ります。

「○○さん」の部分には、今、自分が一番気になっている患者さんの名前を具体的に想起して、その名前で祈りの言葉を心の中で唱えます。

表8 慈悲の瞑想（日本テーラワーダ仏教協会）

私が幸せでありますように
私の悩み苦しみがなくなりますように
私の願いごとが叶えられますように
私に悟りの光が現れますように
私が幸せでありますように
私が幸せでありますように
私が幸せでありますように

私の親しい人々が幸せでありますように
私の親しい人々の悩み苦しみがなくなりますように
私の親しい人々の願いごとが叶えられますように
私の親しい人々に悟りの光が現れますように
私の親しい人々が幸せでありますように
私の親しい人々が幸せでありますように
私の親しい人々が幸せでありますように

私の嫌いな人々が幸せでありますように
私の嫌いな人々の悩み苦しみがなくなりますように
私の嫌いな人々の願いごとが叶えられますように
私の嫌いな人々に悟りの光が現れますように
私の嫌いな人々が幸せでありますように
私の嫌いな人々が幸せでありますように
私の嫌いな人々が幸せでありますように

私を嫌っている人々が幸せでありますように
私を嫌っている人々の悩み苦しみがなくなりますように
私を嫌っている人々の願いごとが叶えられますように
私を嫌っている人々に悟りの光が現れますように
私を嫌っている人々が幸せでありますように
私を嫌っている人々が幸せでありますように
私を嫌っている人々が幸せでありますように

生きとし生けるものが幸せでありますように
生きとし生けるものの悩み苦しみがなくなりますように
生きとし生けるものの願いごとが叶えられますように
生きとし生けるものに悟りの光が現れますように
生きとし生けるものが幸せでありますように
生きとし生けるものが幸せでありますように
生きとし生けるものが幸せでありますように

表9 慈悲の瞑想（短縮版）

私が幸せになりますように（息を吐きながら、計3回） 私が健康になりますように（息を吐きながら、計3回） ○○さんが幸せになりますように ○○さんが健康になりますように がん患者さんすべてが幸せになりますように がん患者さんすべてが健康になりますように 生きとし生けるものすべてが幸せになりますように 生きとし生けるものすべてが健康になりますように

チベット仏教における慈悲の瞑想

永沢によれば、慈悲の瞑想はチベット仏教ニンマ派における修行の道程のうち、最初から3番目の菩薩乗に属しており、「心の浄化」「四無量心」「抜苦与楽」の3つから成っているといいます[34)]。

「心の浄化」とは、生きとし生けるものすべてが自分の母だと考え、その恩義に報いる瞑想のことです。第1段階は、自分の実の母への感謝です。今生の母だけでなく、輪廻転生を繰り返す世界観の中にあっては、生きとし生けるものすべてが母であり、これまで受けた恩義に報いるためにすべての苦しみから解き放とうとするのが第2段階です。第3段階では具体的な実践を考え、今の自分にそれだけの力や能力があるのかと自分に問いかけることで修行を繰り返そうと決意するようになります。このような段階を踏みながら決意を育むのが「心の浄化」です。

四無量心についてはすでに述べましたが、永沢によれば、ニンマ派では「捨」の瞑想から始めるとしています。捨の瞑想は、すべての生き物に対する平等心を育てることです。友や敵、愛着や嫌悪など、さまざまな因縁の結果として今の関係性があるので、すべての生き物に対して平等の心をもつことが大切だと教えます。しかし、これは「無関心」とは違います。続いて、すべての生き物は構成要素に分解していくと、そのどこにも実態はない、すなわち「空（くう）」であることから、四無量心は空性の理解によって、「対象のない慈悲」に移行するといいます。

最後の抜苦与楽は、慈悲の瞑想の中核を成すもので、呼吸とともに他者の苦しみを吸い取り、自らの幸福を贈るというイメージの瞑想です。米国の医師でありチベット僧であるバリー・カーズィンによると、これはトンレン瞑想（「トンレン」とはチベット語で「与えること」と「受け取ること」）に相当します[35)]。

「GRACE」の紹介

終末期ケアにかかわる医療関係者のためにハリファックス老師の創始した教育プロジェクト「Being With Dying」は、1 週間の集中的な合宿形式で行われるプログラムです。そのエッセンスを集めてつくられた GRACE というプログラムは、2 泊 3 日の短期型研修会で、医療者のバーンナウトを防止する 5 項目の実践ステップの頭文字を取って名付けられました（表 10）。これは、死の臨床に導入された仏教瞑想のトレーニングプログラムともいえるものです。

表 10 GRACE プログラム

①**G**athering attention：注意を集中する
②**R**ecalling intention：意図を思い出す
③**A**ttuning to self, then others：自他に調律する
④**C**onsidering what serves best：何が役に立つか考察する
⑤**E**ngage, enact, end：かかわり、行動し、終結する

日本では、ハリファックス老師による講演・ワークショップを契機に2012年にBeing With Dying研究会が発足し、2015年から毎年、開催されているようです[36]。詳細は、同研究会ホームページ（http://bwdj.org/）を参照してください。

引用文献

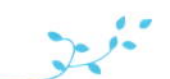

1）Freudenberger HJ（1974）：Staff burn-out. J. Soc. Issues. 30（1）：159-165.
2）Pines A & Maslach C（1978）：Characteristics of staff burnout in mental health settings. Hospital and Community Psychiatry. 29：233-237.
3）Pines A & Aronson E（1981）：Burnout：from Tedium to Personal Growth. The Free Press. 17-20.
4）Freudenberger HJ & Richelson G（1980）：Burnout：The high cost of high achievement. Garden City, NY：Anchor Press.
5）Edelwich J & Brodsky A（1983）：Burnout：Stages of disillusionment in the helping professions. New York：Pergamon Press.
6）Maslach C（1976）：Burned-out. Human Behavior. 5：16-22.
7）保坂隆（1994）：ナースのストレス，南山堂.
8）國米欣明（2010）：その子育ては科学的に間違っています―決定版，河出書房新社.
9）保坂隆（2014）：苦悩力―精神科医が明かす空海の生と死，さくら舎.
10）経済産業省ホームページ，社会人基礎力.
<http://www.meti.go.jp/policy/kisoryoku/>
11）経済産業省（2010）：社会人基礎力育成の手引き，朝日新聞出版.
12）唐沢明（2017）：大学生からはじめる社会人基礎力トレーニング，丸善出版.
13）箕浦とき子・高橋恵編（2012）：看護職としての社会人基礎力の育て方―専門性の発揮を支える3つの能力・12の能力要素，日本看護協会出版会.
14）坂本すが監修（2016）：新人看護職員研修ノート―社会人基礎力を意識するシート付き，日本看護協会出版会.
15）マルコ・イアコボーニ著／塩原通緒訳（2009）：ミラーニューロンの発見―「物まね細胞」が明かす驚きの脳科学，ハヤカワ新書.
16）Joinson C（1992）：Coping with compassion fatigue. Nursing. 22（4）：116-121.
17）Figley CR（ed）（1995）：Compassion fatigue. Brunner-Routledge.
18）A・R・ホックシールド著／石川准・室伏亜希訳（2000）：管理される心―感情が商品になるとき，世界思想社.
19）Smith P（1992）：The emotional labour of nursing. London：Macmillan.
20）Adams R, Boscarino J & Figley C（2006）：Compassion fatigue and psychological distress among social workers：A validation study. American Journal of Orthopsychiatry. 76（1）：103-108.
21）Weng HY, Fox AS, Shackman AJ, et al.（2013）：Compassion training alters altruism and neural responses to suffering. Psychol Sc. Jul 1；24（7）：1171-1180.
22）Bernhardt BC, Klimecki OM, Leiberg S, et al.（2014）：Structural covariance networks of the dorsal anterior insula predict females'individual differences in empathic responding. Cereb Cortex. Aug；24（8）：2189-2198.

23）Lazar SW, Kerr CE, Wasserman RH, et al.（2005）：Meditation experience is associated with increased cortical thickness. Neuroreport 16：1893–1897.
24）Weng HY, et al.（2013）：Psychological Science 24：1171–1180.
25）Klimecki OM, et al.（2014）：Cerebral Cortex. 24（8）：2189–2198.
26）Singer T & Klimecki OM.（2014）：Empathy and compassion.Curr Biol. Sep 22；24（18）：R875–R878. doi：10.1016/j.cub.2014.06.054.
27）Engen HG & Singer T（2015）：Compassion–based emotion regulation up–regulates experienced positive affect and associated neural networks. Soc Cogn Affect Neurosci. Sep；10（9）：1291–1301.
28）Klimecki OM, Leiberg S, Ricard M, et al.（2014）：Differential pattern of functional brain plasticity after compassion and empathy training. Soc Cogn Affect Neurosci. Jun；9（6）：873–879.
29）魚川祐司（2015）：仏教思想のゼロポイント―「悟り」とは何か，新潮社.
30）ヒューマンバリュー総合研究所ホームページ，共感，慈悲.
<https://jp.humanvaluesinstitute.org/423/共感,慈悲/>
31）ジョアン・ハリファックス著／井上ウィマラ監訳（2015）：死にゆく人と共にあること―マインドフルネスによる終末期ケア，春秋社.
32）エリザベス・キューブラー・ロス著／上野圭一訳（2003）：人生は廻る輪のように，角川文庫.
33）Hofmann SG, Grossman P & Hinton DE（2011）：Loving–kindness and compassion meditation：potential for psychological interventions. Clinical Psychology Review. 31：1126–1132.
34）永沢哲（2011）：瞑想する脳科学．講談社選書メチエ.
35）Dr. バリー・カーズィン著／丸山智恵子訳（2011）：チベット仏教からの幸せの処方箋．オープンセンス.
36）井上ウィマラ（2015）：GRACE プログラム 2015 in 奈良．Samgha Japan 21（輪廻と生命観）：170–218.

Part 2

私をもてなす

「ねばならない思考」から「健全思考」へ

私は物心ついた頃から、「人間とは何か？」という根源的な問題に強い関心があり、学生時代はアメリカでリベラルアーツを学び、その疑問への答えを模索していました。ただし、卒業後は、全くそのような分野とは関係のないビジネスの世界に身を置き、都内の外資系経営コンサルティング会社等を経てアメリカで独立し、通訳やコーディネーターの仕事をしていました。

1999年に、アメリカの放射線腫瘍医で心理社会腫瘍医のカール・サイモントン博士の通訳の仕事が回ってきました。サイモントン博士は、心の状態が、病気の進行や治療の効果、副作用、またQOL（クオリティ・オブ・ライフ）に大きく影響を及ぼすことに着眼して、がん患者のための心理療法を開発しました。当時、私自身は医学的な知識はありませんでしたので、がんとは不治の病で、惨めでつらい思いをしながら生き、死ぬ病気なのだというイメージしかありませんでした。ところが、通訳をする目の前で、がん患者がみるみる元気を取り戻し、いきいきと輝き出すのを目の当たりにしてとても大きな衝撃を受けました。

サイモントン博士のがん患者プログラムは通常6日間にわたって行われます。初日は誰が患者で誰がサポーター（家族など）か一目瞭然なのですが、最終日にはいったい誰が患者で誰がサポーターかわからないくらいの変容が起きました。人生で最悪といわれるような出来事に向き合いながらも、がんに脅かされることなく、むしろそれをバネにして、人生を豊かに切り開き、今日この日を大切に生きる患者から学ぶものは多く、「人間とは何か？」の問いのヒントを得たように思いました。以降、サイモントン博士指導のもと、同心理療法のセラピストとしてのトレーニングを受け、2001年に修了、日本に帰国して、サイモントン療法の普及と啓発に努めています。

サイモントンのメソッドは、人生の困難から立ち直る過程や、ストレスマネジメントに大きく役立つため、がん患者のみならず、日々ストレスに向き合う医療者やビジネスマンなど、誰もが活用できます。現に、サイモントン療法の研修に参加した多くの医療者が、「患者のためと思って参加したが、結果的に自分のためになった」と報告します。実は、医療者自身が心理社会的なバランスをとり、健全な状態であることが、結果的に向き合う患者のためにもよいというのが私たちの立場です。サイモントンは私たちが心のバランスを取り戻し、日々をいきいきと過ごすために多面的なアプローチをしますが、ここではその中でも中核的な、喜びの力、論理療法（ビリーフワーク）、そしてイメージ療法（瞑想）についてお伝えしていきます。

川畑のぶこ

1

ナースが陥りがちな「ねばならない思考」

私たちは常に何かを考える生き物です。フランスの思想家パスカルが、人間を「考える葦」とたとえたように、人間は空気や水や食物同様、考えることなしに生きることのできない動物といえます。意識する、しないにかかわらず、私たちの頭の中は常に「何らかの考え」で埋められているのです。

空気の質や水の質、また食物の質が私たちの健康に影響を及ぼすように、「思考の質」は私たちの健康に大きな影響をもたらします。「今日は何かいいことがあるかも」と思いながら一日を過ごすのと、「今日は嫌なことがなければいいな」と思いながら一日を過ごすのとでは、同じ出来事が起こっていたとしても（あるいは出来事が起こらなかったとしても）、その日の質や私たちの心身に少なからず違いをもたらすことでしょう。

私たちは健康を管理しようとするとき、目に見えるもの――たとえば、食べ物や飲み物などに対しては比較的容易に注意を払うものの、目に見えない思考に注意を払うのは苦手なようです。「空気が汚れているから、自然の多い空気のきれいな土地に引っ越そう」とか、「このところ体が重いから、ジャンクフードは控えて野菜を多くとろう」とか、「肌が荒れているから、飲酒は控えてハーブティーを飲もう」などと心がけるように、「この思考は気分を重くさせるから控えよう」とか、「この思考だと清々しく過ごせるので増やそう」などと意識して日々を送る人は少ないのではないでしょうか。

このように、私たちにとって、目に見えるものは扱いやすいですが、目に見えないもの＝心というのは扱いにくく、放ったらかしにしてしまいがちです。頭や心の中身をないがしろにした結果、時として思考は思わぬ方向に暴走してしまいます。空気、水、食物に注意を払うように、その思考が自分自身に影響を与えていることを知り、それらをどのように役立てることができるかを振り返ることは価値ある取り組みです。もしも、それらの思考や姿勢が、自分や周囲の人々に好ましい影響を与えているのであれば、それらを維持したり強化したりすればよいでしょう。もし、悪影響を及ぼしていると気づいたのなら、それを健全化していけばよいでしょう。

5つの「ねばならない」パターン

臨床でナースが抱きがちで、心身を蝕む原因となり得る思考に、「ねばならない思考」があります。たとえば、「ナースは常に患者の立場に立たなければならない」とか、「常に患者を優先させなければいけない」とか、「身を粉にして他者のために尽くさなければならない」とか、「完璧でなければならない（ミスは絶対に許されない）」とか、「休んではならない」といったものです。これらは一見、ナースの鏡ともいえる、美しい思考であり姿勢に見えます。ところが、過ぎたるはなお及ばざるが如し――そのような状態が長く続いたなら、「無理は続かない」という自然界の法則に従って、やがてほころびが出てきてしまうでしょう。

もちろん、医療現場では回転レシーブのごとく、医療者がアクロバティックに患者の対応をしなければいけない場面が多々あります。ところが、それが常態化してはいけません。「万年回転レシーバー」ではいけないのです。これはむしろ無責任な姿勢といえます。年齢やその人の気力、または体力によって、ある程度の無理は効くかもしれませんが、そのような姿勢はいずれ破綻します。それは肉体的な破綻かもしれませんし、精神・心理的な破綻かもしれません。どんなにアビリティ（能力）のある人間でも、キャパシティ（容量）の問題があることを知らなくてはなりません。肉体的、そして精神的限界を尊重しながら、身の丈に合った仕事をすることはとても重要であり、それは結果として患者や周囲に迷惑をかけないための責任でもあるのです。また、それは人間らしい日々を過ごすということでもあります。

西洋医学の父ヒポクラテスは「自然から離れるほどに病気に近づく」と唱えたといわれますが、自分たちの本質、すなわち、人間らしさから離れると、私たちはやがて病んでいきます。よって、より自然に即した自分らしい仕事や、患者との関係性を構築していくための思考や考え方が必要となってきます。

次に挙げる「ねばならない思考」は、臨床に限らず、私たちが日頃から抱きがちな代表的なものです。主に５つのパターンがあり、順不同で以下のとおりです。

○完璧であらねば（Be Perfect）
○喜ばせねば（Please Others）
○頑張らねば（Try Hard）
○強くあらねば（Be Strong）
○急がねば（Hurry Up）

これは、アメリカの臨床心理学者で交流分析家のテイビ・ケーラー（Kahler T）が、私たちが人々とかかわり合う際、ちょっとしたストレス下において頻繁に抱きがちな姿勢で、１日のうちで何度も無意識に繰り返されるものだと説明しています。ケーラーは、これら５つの特性を「ドライバー」（Driver）と名付けました。ドライバーとは「駆り立てるもの」という意味があります。すなわち、私たちを心理的に駆り立てるものという意味です。私たちは皆、日頃からいずれのドライバーも使うのですが、パーソナリティによってどのドライバーが強く出るかという特性の傾向があります。

確かに、「完璧でなくてはいけない（＝失敗してはけない）」「相手を喜ばせなくてはいけない」「頑張らなくてはいけない」「強くなくてはいけない（弱くてはダメだ）」「急いでやらなくてはいけない」という姿勢は、日常的に誰でもとっているものではないでしょうか。また、「これらのどこが悪いの？」と思う人も多いのではないでしょうか。完璧を目指したり、相手を喜ばせたり、頑張ったり、強くあろうとしたり、物事を効率よく急いでやること自体には何ら問題がないどころか、好ましい姿勢に見えるかもしれません。

しかし、ドライバーはストレス下において頻出し、いずれも無意識のうちに働くもので、「すぎる」という問題を抱えています。「こうしよう！」と、溌剌とした希望あふれる意識によって適度に働きかけるものは、ドライバーとは区別されます。知らず知らずのうちに、「こうあらねば……」という、プレッシャーの伴う執着心からくる働きかけで、たとえそれが非合理的、または非効率的であったとしても、そのようにしていないと何だか落ち着かない状態です。また、そのまま放っておくと、健康的な心理状態や対人交流を損なうおそれがあるものです。

ケーラーは、私たちが幼少期に親から与えられる無意識的なメッセージによってドライバーが働くようになり、それぞれの個性や環境によって、どのドライバーがより働きやすくなるかが決まってくるといいます。無意識のうちに発動してしまっているドライバーに気づき（意識化し）、早め早めに心理的なバランスを取り戻す対処をすることは、私たちの健康と健全な対人交流のためにも重要となります。ケーラーは、それぞれのドライバーの特徴や傾向に関して、次のように説明しています。

私たちを心理的に駆り立てる「ドライバー」

Be Perfect

まず、「完璧であれドライバー」が強い人は、基本的に信念の強い人や、論理的な思考をする人に多いといわれています。信念の強い人は日頃は良心的で献身的なため、人から敬意を払われることも多いでしょう。ただし、ストレス下では「完璧」を目指しすぎるがゆえに、頑固になったり、批判的になったり、決めつけてしまったり、過剰に仕事を抱えたりして、バランスを崩していく傾向があります。

論理的な思考が得意な人は、全体像を正確に把握、分析して、合理的に物事を進める力をもっています。しかし、よりよい仕事をしようと完璧を目指しているうちに、不要に細かいところまで気になりだし、時間がかかりすぎたり、効率よくできない相手や自分にイライラしたり、相手がやるより自分がやるほうが効率がよいと仕事を抱え込むなどして、結果的に自身や周囲との調和が乱れるという問題が起こります。よいところもあるのに、悪いところばかりに目がいき、批判的なモードになっている、あるいは細かいことにこだわりすぎているのなら、完璧であれドライバーが発動しているサインです。

Please Others

「喜ばせよドライバー」が強い人には、いわゆる「いい子」が多いとされています。日頃から優しさや思いやりをもって人と接することができ、そのような温かみのある働きかけによって周囲に安心感を与えたり調和をもたらしたりすることができます。

医療現場で患者を和ませたり安心感を与えたりするのに特に必要とされる特性でしょう。ところが、ストレス下で喜ばせよドライバーがかかると、自分の気持ちを過度に押し殺し、相手に合わせすぎるという問題が出てきます。そのことで心理的に消耗して、表面的には波風は立っていないように見えていても、内面では荒れているというようなことが起こります。放っておくと、自分を見失ってパニックになったり、自分の気遣いに気づいてくれず認めてくれない相手に対して、恨みがましい気持ちになったり、自己不信に陥ったりしてしまいます。そして、寛容になれないそんな自分にさらにダメ出しをしてしまいます。

周りの目が気になって自分のことや必要なことに集中できなくなったり、頭が真っ白になって慌てたりすることがあるなら、このドライバーが発動しているサインかもしれません。

Try Hard

「頑張れドライバー」の強い人は、活動的で、物事に熱心に取り組み、周囲に陽気で溌剌とした雰囲気を与える傾向があります。日頃は人々との交流も多く、ユーモアのセンスももち備えるなど、場を沸かせるムードメーカーであることも多いです。好き嫌いが比較的はっきりしており、周囲からは個性派と位置付けられることもあります。クリエイティビティを必要とする場面で力を発揮します。

ただし、ストレス下では、一生懸命頑張るものの、本来の目的や結果への方向性、全体性を見失ってしまったり、我流になったりするなどして、場を混乱させることもあるため、周囲から鬱陶しく思われてしまうこともあります。本人は頑張っているのに誰も褒めたり認めたりしてくれないことから、結果的に不平や不満を多く抱え、疲労感も強くなって不調をきたすことがあります。

Be Strong

「強くあれドライバー」の強い人は、イニシアチブをとってどんどん物事を推進する行動的な人と、逆に自分の世界を大事にしながら控えめに行動する人に分かれます。行動的な人は、強くあることで自分の力を周囲に示す動機があります。すなわち、パワフルな強さです。見た目や持ち物、振る舞いに華やかさがあるなど、人を惹きつける魅力がある人に多いといわれています。一方、控えめに行動するタイプの人は、パワーを示すのではなく、試練があってもじっと粘り強く耐える強さをもっています。

いずれも、強くあれドライバーがかかると、何でも自力でこなすべきと、周囲との連携や協調が疎かになってしまう問題があります。行動的な人では、相手に対しても強さを求め、必要な助力を相手に与えなくなるという問題が出てきます。自分のことなのだから自分でするよう、相手にも強さを求めるという姿勢です。一方、控えめな人では、ひたすら耐えるばかりになり、周囲からの指示や動機付けがないと動かなくなったり、物事に機械的に反応する傾向があります。

Hurry Up

「急げドライバー」は前述の強くあれドライバーと同様、特に行動的な人に頻繁にみられるものです。行動を通して人生に刺激を感じながら歩む傾向のため、多少のリスクを厭わず前進したり、競争を楽しんだりする力があります。また、論より証拠と、すぐに結果を出すことにも長けている人です。

一方、ゆったりしたり、のんびりしたりして構わないような場面においても、せわしなくしていたり、時間をかけることにいら立ちを感じたりすることがあります。たとえば、1日の仕事を終えて、あとは帰宅してのんびり過ごして構わないような場面でも、横断歩道は誰よりも先に一歩目を踏み出そうとしていたり、無意識のうちに道の反対側に一番に着こうとしていたりします。コンビニのレジでは、自分の並んだ列より隣の列のほうが早くないかと気になり、隣の列の人より遅いと何だか負けたような気になったりします。新幹線や飛行機があと数分で出発するなら急ぐ必要はありますが、今がその状況なのか振り返ると、そうでないことが多いのです。

「ねばならない思考」の背景

それではなぜ、私たちが「ねばならない思考」に陥ってしまうのか、ということについて考えてみましょう。身も心もオーバーキャパだとわかっているのに、なぜ私たちはそれでもなお、己を鼓舞して前進しようとするのでしょうか。

そこにはまず、「不十分だ」という心理が影響しています。「自分は今のままでは不十分である」という思考や姿勢が、自分自身を肯定できない状況を引き起こし、心理的に「もっと」と己を駆り立ててしまいます。

もちろん、この不十分さを満たそうと努力することで克服することもできるでしょうが、常に「ねばならない思考」に囚われてしまっている人というのは、いったんその不十分さを克服したとしても、さらに次の不十分さに目がいくというイタチごっこに陥っていることが多く、決して満たされることのない不十分さを抱えている傾向があります。「自分は取るに足らない人間である」という信念に基づく、低い自己肯定感を基本的に抱えており、その自己肯定感の低さは時として自己嫌悪や自己否定にもつながります。

このような心理は、劣等感と関係していることが考えられます。劣等感は、自分以外の誰か、または何かと自分とを比較して、「自分は劣っている」という主観的な思いからもたらされる感覚です。この裏には「優れていなければならない」という心理があり、ゆえに劣等感と優越感は紙一重です。どちらも緊張感と苦しみをもたらします。

「優越感は好ましい感覚で、目標となるのでは？」と疑問に思う人も多いですが、優越感は、一瞬は達成感で満たされて心理的に高揚しても、間もなく「いずれ落ちるかも（劣るかも）」という緊張感を伴います。劣等感が相手に対してひがみや妬みをもたらすように、優越感は相手を蔑む姿勢をもたらします。そこに調和はなく、真に心が休まることはないのです。

心理学者のアドラー（Adler A）は、人間は誰でも劣等感（劣等コンプレックス）をもつものであり、この劣等感が人生に大きな影響をもたらすとしています。

一方、アドラーが指摘するように、劣等感もすべてが悪影響をもたらすかといえばそうではありません。私たちは、本質的に、「よりよくなりたい」と望み、そのように前進する存在であり、そうであるがゆえに劣等感も抱くわけです。そのこと自体は自然であり健全でしょう。成長とは私たちに大きな喜びをもたらすものであり、幸せにつながる、すなわち生きる目的につながるものです。

苦手を克服することでこれらが手に入るのなら、多少のストレスは我慢に値するでしょう。すなわち、適度なプレッシャーであれば、人生のスパイスとして役立つわけです。

ところが、過度なプレッシャーはバーンナウトをもたらします。「常に優れていなければならない」という考えには無理があり、不自然です。なぜなら、比較対象をどこに置くかによって、物事の優劣はコロコロ変わりますし、価値の定め方によっても優劣は変わってくるからです。背が高い人と比べれば自分は低いし、低い人と比べれば自分は高い。また、背が高いことに価値があるのか、低いことに価値があるのかは、人それぞれでしょうし、その人が置かれている文脈によって大きく変わってくるわけです。

客観的に見てそれが正しいかどうかはわからないにもかかわらず、何らかの価値基準をもち出して、「劣っている」とか「優れている」といった判断を常に行っていることが、私たちに苦しみをもたらします。医療現場には理想や完璧を求める人が多いですが、理想主義や完璧主義は劣等感や優越感を生みやすいので、注意が必要です。

劣等感や優越感を左右する親子関係

いかに愛され認められるか

劣等感や優越感に関係する価値観は、私たちが幼い頃に親やきょうだい、あるいはそれに匹敵する大切な人々とのかかわり合いの中で、知らず知らずのうちに身につけてしまっているといわれています。幼い頃の私たちにとって、親は無くては生きていけない存在、すなわち、生存にかかわる存在であり、神のような存在です。その親に大切にされるか否か、いかに愛され認められるかは、子どもにとって死活問題となります。ここでの、いかに愛され、認められるかのサバイバルゲームにおいて、私たちはさまざまな戦略を繰り広げます。

愛情表現が適切になされないと

親が適切に愛情を表現できていれば、また、子どもがその愛情をストレートに感じることができれば、「私は素のままで、愛に値する人間だ」という基本信念が育まれ、自己肯定感や劣等感・優越感の問題はさほど大きなものとはならないでしょう。ところが、親というのは子を愛しているにもかかわらず、子どもが満足するように愛情を表現するとは限りません。親も私たちと同様に不器用で弱いところを備えた人間です。生活や子育てに必死で忙しかったり、自分自身にも劣等感があったりで、わが子に対して余裕をもった健全な愛情表現ができないことが多いものです。

これは、愛情表現が望むかたちでないということであり、愛がないということではありません。ところが、子どもである私たちに、そのことを論理的に理解する能力はなく、親は私のために時間をとってくれない、私が安らげるような愛情表現をしない、ということは、私は愛に値しない存在なのではないか、と疑いを抱くわけです。

価値ある存在になるための戦略

私たちは皆、価値ある存在でいたいものです。よって、「このままでは不十分で、愛される人間にならなければいけない」「親に認められる存在にならなければいけない」「それを手に入れるためには、相当の努力をしなければいけない」などという基本信念によって、健気な努力と戦略を試みることになります。

きょうだいやいとこよりもいい子になって、愛を獲得しようという戦略に出る者もいれば、反対に、ほかの人間に手が回らないほど、手のかかる反逆児になって愛を独り占めしようという戦略に出る者もいるでしょう。

親も子も「認められたい」

人間には、「承認欲求」という、他人に認められたいという基本的な心理的ニーズがあります。これは人生の初期には親に対して抱くものであり、後に社会の中では、自分にとって大切な他者に投影されて抱くようになります。この承認欲求がゆがむと、無理をして（自分でない自分になろうと努力して）認められることに固執し、バランスを崩し始めてしまいます。

親子関係における承認に関しては、子が親の愛や承認を必要とするように、親もまた周囲の愛と承認を必要としています。親が自分に自信がないと、自分がOKであるために子どもに認められる、あるいは自分の子どもが周囲から見てOKであることを必要とします。子どものためと言いつつも、無意識では、優秀な子どもをもつことですぐれた親であることを証明し、承認を得ようと試みることもあるのです。これは親の劣等感が問題なのであり、真に子どもが親の望むように優秀か否かは問題ではありません。ところが、子どもはそんなこととはつゆ知らず、親のお気に入りになるために健気に努力をすることになるのです。

このように、劣等感による苦しみは世代を超えて伝承され、いつまで経っても満たされないスパイラルに陥ってしまうことがあるのです。これらの心理メカニズムを理解し、そこに巻き込まれないようになることは、自分や他者を理解し、より調和的に生きるために役立ちます。

考え方を変えてみよう！

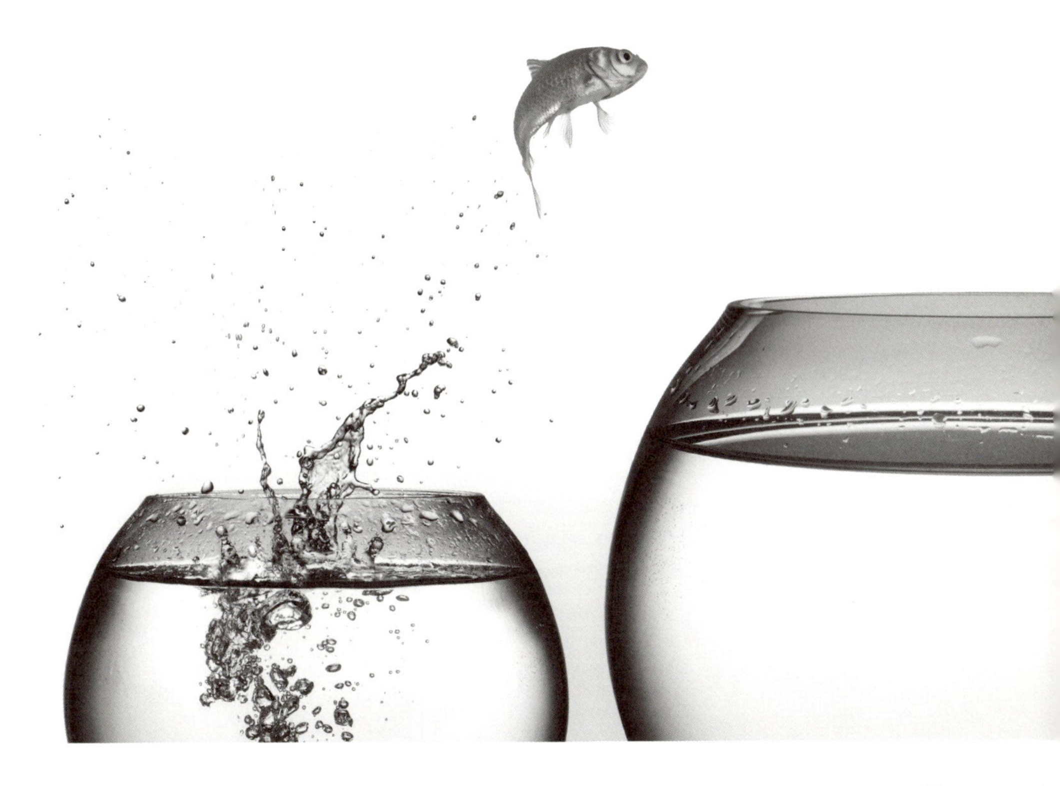

2

「ねばならない思考」から「健全思考」へ

さあ、ここからは今までとらわれていた考え方から、新しい思考パターンへの転換を目指していきましょう。

健全思考を習慣づける

私たちが抱きがちな「ねばならない思考」は、自分に対する不要な厳しさから発生することが多いのですが、ときには自分自身に優しさをもって接することが大事です。

前述の「ねばならない思考」の代替となる、より健全な思考や姿勢は、以下のようなものになるでしょう。

○看護師は基本的に（適切に）患者の立場に立って医療に従事するが、医療者のセルフケアとのバランスも大事である

○臨床では基本的に患者が優先されるが、時として看護師や医療者の立場が優先される必要があることもある

○身を粉にすることなく、己の健全性を保ちながら患者に尽くすことが大切である

○完璧であるに越したことはないが、完璧な人間というのは存在しない。健全なバランスのもとベストを尽くすことが大切である

○質を伴った医療を提供するためにも、適度に休息をとることは重要である。休息は怠けることではなく必要不可欠な充電である

これらの思考や姿勢は、決して患者をないがしろにするものではなく、患者にも影響を与える自分自身のケアをしているということで

す。ナースがきちんとセルフケアができているということは、結果的に患者にもよい影響を及ぼします。

次のような場面を想像してみてください。あなたが何かしらの病気で入院したとします。対応してくれるナースはテキパキと一生懸命働いているし、技術は申し分ありません。患者である自分をきちんとケアしようとしてくれている誠実さがひしひしと伝わります。けれども、そのナースは眉間にしわを寄せ、目の下に隈をつくり、自分には丁寧に接しますが、新人や後輩に対してはいら立ちが感じられるトーンで指示を出しており、明らかにエネルギーを消耗しているのがわかります。自分に対してでないとわかっていても、緊張感が走り、和める場ではなくなるでしょう。このナースに今後も継続してケアされたいと思うのは難しいのではないでしょうか。

もう一つのシーンを思い浮かべてみます。あなたが電車やバスで出勤する際、比較的混んだ車内に2つだけ席が空いていました。週の後半で疲れていたので、空いているどちらかの席に座ろうとしますが、一つの席は、膝の上でコンピュータを開いて一生懸命仕事をしているビジネスパーソンが隣に座っています。携帯電話もサイレントモードではありますが、ちょくちょく呼び出しがあるようで、頻繁にチェックをしています。おそらく残業が続いているのか、浅黒い顔で、目をこすりこすりモニタに向かっています。やらねばならないことが多そうです。おそらく、この人による経済的または物質的な生産性、社会への貢献度はとても大きいことでしょう。

かわって、もう一つの席には、車窓の外の季節の移ろいを静かに楽しんでいる人が座っています。肌ツヤもよく、優しい笑みをたたえています。前の座席の赤ちゃんともアイコンタクトで笑みを交わしています。さて、あなたはどちらの人の隣に座りたいでしょうか。

会話をするわけでもなく、今後お付き合いをするわけでもありません。たかだか5～10分ほど隣に座り、それ以降、二度と会わないかもしれない関係の人です。ちなみに、私が過去に臨床でご縁のあった患者さんたちに同じ質問をしたところ、回答の100%が「後者の隣に座りたい」というものでした。

最も皆さんが共感できるのは次のような状況ではないでしょうか。機嫌のよい患者ばかりの病棟あるいは外来診療の日と、不機嫌な患者ばかりの病棟あるいは外来診療の日とでは、あなたの消耗度はどうでしょうか。どちらがあなたにとって、その日をより健康的に過ごせるでしょうか。問うまでもないでしょう。

ナースがセルフケアを行う意味

このように、私たちは相手とのやりとりにおいて、言葉以外にも、常に非言語的なコミュニケーションをしています。行っていること（doing）が正当であっても、その人の醸し出す空気感など、あり方（being）が不健全だと、その見えない非言語的エネルギーは無意識のうちに相手に伝播するものです。健康的なエネルギーの人からは、その溢れるエネルギーのおこぼれがもらえるでしょうし、不健康なエネルギーの人には、逆に自分のエネルギーが奪われるということを、私たちは直感的に知っています。

今から仕事でエネルギーを使うとわかっていれば、その前に充電できる場に身を置こうとするのは自然なことです。とりわけ、自分が疲れていたり、病んでいるときは、このような周囲の非言語的エネルギーに対していつもより敏感になるでしょう。ナースには、患者が健康的なエネルギーを回復するための癒し手としての役割があります。知らずして、結果的に患者からエネルギーを吸い取ってしまうことがあったのなら、それは残念なことであり、できる限り予防したいものです。

「しよう」というモチベーションからくる思考や姿勢は溌剌としたエネルギーをもたらす反面、「ねばならない」という執着からくる思考や姿勢は自分にプレッシャーを与えるだけでなく、周囲にもピリピリとした空気を与え、エネルギーを消耗させてしまいます。セルフケアは、この非言語的で見えない癒しのエネルギーの部分に大きな影響を与えます。よって、患者のためにもナースがセルフケアを行うよう努めることは肝要であり、そのための思考や姿勢を育むことは重要となるわけです。

日頃、あなたが患者にかけている思いやりや優しさを、今、自分自身にかける勇気をもってください。

3

Me First で自分をもてなす

私を大切にするということ

私はこれまで医療従事者やセラピスト向けに、心理療法の研修を多数行っていますが、ケアギバーの多くは、人の役に立つことに喜びや生きがいを感じる反面、自分をケアすることが苦手な人が多く、時として、自分をケアすることに違和感や抵抗を感じる人もいます。自分がケアされることは、相手がケアされることほどに重要とは感じていないのです。

自分のケアは時間ができたときだけ、などと、あたかもボーナスかおまけのようにセルフケアをしている人をよく見かけます。ところが、時間ができたときといっても、ほとんどの医療従事者は時間にゆとりがなく、自分をもてなすそのときはなかなか訪れません。たまに休みがあっても、十分に充電できるだけの時間のとり方ではない人が多くいます。相手も自分も同じ人間で、人間は皆適切にケアされる必要があるのに、おかしな話です。

私たちは皆、自然の一部で、私たちの身体は自然界からの借り物です。自分を大切にするというのは、人間を大切にするということであり、自然を大切にすることです。手の指１本１本をみると、それぞれ違って個性的に見えますが、すべての指は手の平でつながっています。このように、自分も、相手も、自然も、見えないところでつながっています。

ユング（Jung CG）は集合意識という概念を提唱しましたが、これも私たちが見えないところでつながっていることを説明しています。相手や外的環境だけ大事にするのでは不足ということです。前述の、電車の中で誰の隣に座りたいかというケースを振り返ってみてもわかるように、自分を大切にするということは、自分のみならず、相手にも、全体にとっても健全な状態をもたらします。全体の健康のためにも自分自身を大切にしてあげることは重要です。

人生の目的は幸福を体験すること

ダライ・ラマ14世は、人生の目的を「幸福を体験すること」と教えています。私たちが自分の本性から離れるほどに病んでいくのであれば、その本性に帰り健全な状態を取り戻すためには、この生きる目的を思い出すことがヒントになりそうです。

私たちは、喜びや幸福を感じているときに最もいきいきと輝いて、自分らしさを発揮できるものです。アスリートは好きな運動をしているときに、音楽家は好きな音楽に触れているときに、いきいきとその人らしさを発揮できるのではないでしょうか。

近年では、私たちが喜びを感じているときは、気分がよいだけでなく、生体にもよいことが起きていることがわかっています。愛する者と時間をともにして愛を感じているときはオキシトシンが分泌され、喜びがあるときはエンドルフィンやセロトニン、レラキシンなどのホルモンが分泌されることが明らかにされています。喜びがあるときというのは、未来に対しても前向きな気持ちになれます。たとえ闘病中であっても、前向きな人というのは長生きするというラマーズ(Lamers)らによる研究報告もあります[1)]。

朗報は、これらのホルモンには薬のような副作用がなく、しかも無料で得ることが可能ということです。次のリストは、洋の東西を問わず、人々が喜びや幸せを感じられるものの例です。

○愛する者（たち）との質を伴った時間（絆）
○自然とのかかわり
○人生における大切な信念を育むこと

1番目に挙げられている、愛する者とのかかわりには、家族や恋人、友人などのほか、ペットとのかかわりなども含まれます。愛する者との時間というのは、心が和み癒され、笑顔になれるものです。苦しいことや悲しいことも、その人（たち）と共有することで、一人ではないという見えないつながりを感じられたり、そのことでまた明日も頑張ろうという気持ちになれたりします。話を聞いてくれる、聞いてくれないにかかわらず、子どもの笑顔を見たり思い浮かべたりするだけで口元がほころぶ人もいるでしょう。その無邪気さに心救われることもあるでしょう。動物たちとのかかわりを、家族よりも上位に挙げる人も少なくありません。ペットは時間を問わず、頻度を問わず、常に自分を歓迎してくれ、無条件の愛を感じられる存在です。どんなに夜遅くに帰ってきても、恨みごと一つ言わずに自分を待ってくれています。

2番目の自然とのかかわりは、美しい朝日や夕日を眺めたり、そよ風に揺れる木漏れ日を感じたり、澄んだ清らかな水の流れを眺めたりと、自然の神秘や雄大さに触れたときなどに、畏敬の念をもったり、生きる喜びを感じたりするといったものです。

3番目の大切な信念というのは、前向きで平穏な人生を支えたり、生きがいを感じられたりするための人生観や哲学、宗教観や信仰、また特定の宗教団体に属すなどしなくても、見えないものや自分（たち）の存在に関する本質的な部分に言及するスピリチュアルな信念などが含まれます。自分自身の人生や自然界などに対する学びを深めたり、健全な基本的信念が育まれたときに、得も言われぬ充足感に満たされるといった報告が多くされています。

これ以外にも、芸術に触れたり創作したり、身体を動かしたり、読書をしたりと、趣味的なものなどはたくさん挙げることができると思います。

喜びのリストを作る

ここで、具体的な「喜びのリスト」をご紹介します。ある２人のナースに実際に書いていただいた「喜びのリスト」です。

Aさん（独身女性）

- **同僚や友人らとのお茶や飲み会での会話**

くだらない会話でも和めるし、つながりが感じられる。みんな基本は一緒なんだな、と共感できたり、逆にそれぞれの違いに驚いたり、結局は何でもありなんだなぁ、と肌感覚での気づきも多く楽しい。

- **猫とたわむれる時間**

膝の上でゴロゴロしているときの感覚やぬくもり。じっと見つめるときのつぶらな目。私が不機嫌でも全く意に介さず、甘えてきたり逆に放っておかれたりすることに救われる。つらいときにぼやくと、じっと私を見て話を聞いてくれることもある。

- **患者さんの笑顔**

痛みや苦しみがとれて安らぎが訪れたときや笑顔が戻ったときに充足感がある。自分も少なからず、誰かの力になれていることが感じられて嬉しい。

- **スキューバダイビングやスノーケリング**

日常の雑多なことをすべて手放して、今この瞬間目の前に展開されている水中の景色や水中生物に没入できる。「神様は何でこんな不思議な（へんてこな）生物や美しいものを創造したのだろう？」と自然の不思議と驚きに満ちている時間。海水の皮膚感覚が心地よい。

● 読書

特に、生きる意味や人生で大切なものなどを考えさせられる物語や小説、また、啓発書などを読んでいるときに充たされる。仕事に追われて、我を忘れてしまいそうなときに自分を取り戻せる感覚がある。

● 美味しいものを食べる

雰囲気のよいカフェやレストランなどで、その土地のものや季節のものなどを食べているときに幸せを感じる。

B さん（2 児の母）

● 子どもの成長や笑顔

仕事から戻り家のドアを開けると、3 歳と 6 歳の子どもたちが笑顔で迎えに来てくれる瞬間がたまらない。昨日はできなかったことが今日はできるようになったり、上の子が下の子を思いやったり優しくできたときなど、成長を感じられて幸せ。夜眠っているときに、安らかな寝顔を見るときは心が落ち着く。

● 家庭菜園

家の脇の小さな花壇で、1 粒の種からトマトやナスやキュウリなどが成長していくのを見るのが楽しい。水と土と陽の光だけで全然違う物ができるのは不思議で面白い。また、成った実を子どもたちと採って、食卓に並べたり、食したりするとき、スーパーで買ってきたものとは比較にならない美味しさを感じる。

● 赤ワイン

同僚や夫とグラスを傾けるのも好きだが、何といっても、一日の仕事を終え、子どもを寝かしつけ、辺りが静まり返ったときにひと息ついて飲む一杯のワインが最高。「このために生きている」とさえ思える。

● 旅行

未踏の地を訪れ、初めて見る景色、言葉（方言など）、文化・芸術、食べ物、人々など、日常とは異なる変化に触れるとき。実際に目的地に行ったときだけでなく、パンフレットやネット検索などで、宿泊施設を検討したり、観光スポットを検索したりして旅行の計画をするときも、期待感でワクワクして楽しい。

● 勉強会や研修

自分が興味のある分野の第一人者や尊敬する人物などにより行われる講義やワークショップなど、新たな知識や知恵を習得し、それをよりよい人生や仕事に役立てられたときに充足感を感じる。また、そのような場で志を共にする仲間と出会えたり、情報交換をしたりするのも楽しい。

● ものづくり

以前は陶芸を楽しんでいたが、今は育児が忙しいので、代わりに編み物や縫い物などを楽しんでいる。糸を編んでいるときやミシンをかけているときは無心になれ、作品が出来上がったときは心地よい達成感がある。人が作った物を見るのも好きで、展示会や雑貨店などに立ち寄るのも好き。

Ａさんや B さんの例は、あくまでも個人的な喜びで、ある人にとっては「そんなの私にはストレス」と思うものもあるかもしれませんが、個性を大切にしながらリストアップするための参考になると思います。

Ａさんと B さんのリストでは、それぞれの項目の中でも、特にどの要素が喜びをもたらすかが明確になっています。たとえば、子どもがいる人は、喜びに「子ども」を挙げることが多いですが、外出先でわがままを言って泣き叫びその場から動かない場面や、食べ物を食い散らかしてテーブルや床を汚すような場面などは喜びからは遠いでしょう。ところが、笑顔で玄関に駆けつける場面というのは、喜びがありありと伝わってきますし、聞いているほうも口元がほころんできます。仕事も、その人にとって苦手な作業や、休日出勤などはエネルギーが低下するかもしれませんが、「患者さんとの笑顔でのやり取り」

などは、それが明確に喜びとわかり、エネルギーが得られる要素になります。

具体的に、どの部分や場面が喜びや深い充足感をもたらすのかを明確にしておくことが効果的です。

リストアップのコツは「多く」「広く」

リストアップするときは、最低5つは書き出すことを意識してみてください。多くの人は、1つや2つは難なく書き出せるのですが、5つとなると首をかしげる人が増えてきます。5つ以上書き出す意味は、より人生を豊かにするためと、心理的エネルギーの供給源を多くもち、より強固なバックアップ体制をとるためです。

たとえば、Aさんにとって友人との時間だけが喜びであった場合、相手の都合もあって、その時間が以前ほどとれなくなってしまった場合は、ほかから自己充電しなければなりません。Bさんが子どもの笑顔だけをリストに挙げていると、その子どもが病気になったり、反抗期に入ったときなどは、エネルギーは消耗する一方です。このような事態を避けるためにも、エネルギーの供給源は多いに越したことはありません。10でも20でもリストアップできればよいでしょう。これは、たくさん充電元がある豊かな人生といえます。

このような理由から、リストのカテゴリーが偏ることにも注意をしなければいけません。たとえば、リスト数は多いけれども、すべてが仕事に関係することであったり、すべてが子どもに関係することであるなどです。これでは、その対象が思うようにいかなくなったときに、リストのすべてが消える可能性が出てきます。

会社経営者のSさんは、1に仕事、2に仕事、3、4が仕事で5に仕事というように、喜びのリスト数は多いのですが、すべてが仕事に関係あることでした。ところが、がんになって、手術や療養のために入院を余儀なくされ、仕事を離れなければいけなくなったとき、すべてを失ってしまった感覚に陥りました。もちろん、人生は仕事だけではないと私たちは客観的に思えますが、当の本人はそのような価値観で生きていないので、落ち込みや苦しみは激しく、まるで天から地に突き落とされたような状態でした。S さんにとって仕事とは人生そのものであり、自分そのものだったのです。S さんは病気によって、この姿勢を正さなければいけなくなりました。

イメージすることの力

もし、忙しくてなかなか喜びに勤しむ時間がとれないという場合でも、心配しないでください。そのことをイメージするだけでも十分効果はあります。

脳は、実際にそれに取り組んでいるのと、イメージの世界とを区別できず、騙されるということがわかっています。実際に旅行に行っていなくても、その計画をしているときは、あたかも自分が現地にいるようなイメージをします。結果的に喜びやワクワク感が湧いてきて、実際にそれを体験しているかのような生体反応が起きるのです。イメージ（計画）しているときは、現地の天候はおそらく晴れでしょう。行きたい美術館がストで閉まっていることもないでしょう。土地の食べ物は、大抵自分の口に合い、舌鼓を打っているはずです。旅行に関しては、旅行そのものでなく、「旅行の準備」を喜びのリストに挙げる人もいます。

これは、私たちのイマジネーションのなせる技です。子どもが目の前にいなくても、子どもの笑顔の写真を見ると和むという人は多いのではないでしょうか。恋人や愛するペットも一緒でしょう。これも私たちの脳が素晴らしくだまされる恵みです。人間は息をするように、常にさまざまなことをイメージしています。せっかくイメージをしているのなら、その中身を、より自分の人生や健康に寄与するものにして損はないでしょう。

サイモントン博士の第1号の患者は、喉に進行したがんを患っており、余命1〜2カ月の宣告を受けていました。喉にできた潰瘍のため固形物を飲み込むことはできず、自分の唾液を飲み込むのがやっとという状態でした。医学的には為す術がなくなった時点で、サイモントンはこの患者にイメージ療法を中心とした心理療法を提案します。

彼は釣りが大好きで、ベッドに横になりながら、イメージの中で毎日釣りをしました。イメージの中では大きな魚がたくさん釣れるそうです。その喜びが、自分の治癒力となってがん細胞をやっつけて排除していくイメージをしました。また、彼にとって放射線治療は副作用が激しく死期を早めるだけとの診断だったのですが、心理療法と並行して高線量の放射線治療も行いました。放射線が自己治癒力の強力な友となって、互いにがんを消すイメージをしたのです。この際、正常細胞とがん細胞を賢く見極めて、がんだけに作用するイメージを行いました。結果、2週間後に固形物が食べられるようになり、4週間後の検査ではがんの消失が認められました。

世の中には自然寛解をする人が少なからずいます。ですから、この患者が自然寛解のケースであったといえなくもないでしょう。ですが、サイモントンが医学者としてより目を見張ったのは、がんの消失よりも、放射線の副作用が一切なかったことでした。私たちの心のあり方は、病気の過程のみならず、治療や副作用にも影響を与えると考えるに至ったケースでした。

抗がん剤治療に取り組む患者の中には、まだ薬を投与していないのに、治療の日の朝からすでに吐き気を催す人がいます。逆に、抗がん剤に対するネガティブなイメージを、「不器用なところはあるけれど、一生懸命病気を治そうと頑張ってくれている協力者であり、よき友」というイメージに切り替えていった結果、副作用が緩和されるケースもあります。これは、私たちのイメージによって脳が生体反応をコントロールしたと考えられます。
　このように、喜びや充足感、また幸福感が得られるものをリストアップし、たとえそれらに取り組むことができなくても、それをイメージすることは私たちの人生と健康に豊かさをもたらすでしょう。ぜひ、喜びのリストを作成してみてください。

自分の気分をモニタリングする

　もしも、喜びのリストを作ろうと取り組んだけれども、なかなか筆が進まない場合、少し難易度を下げて、「気分のよくなるもの」と「気分の悪くなるもの」、あるいは「快か不快か」のリストを作ることも効果的です。
　喜びのリストが挙がらない人は、それほどに自分軸よりも他人軸で生きてきた可能性があります。自分が一体何に真の喜びや生きがいを感じるかがわからない場合、まず自分自身に注意を払うということから始めてみます。それが心理的に深い喜びをもたらすか否かは定かでなくても、私たちは気分がよいか否か、または快か不快かという、より原始的な感覚には気づきやすいものです。
　たとえば風呂に入るとき、いつもなら、家族の好みに設定されている温度で惰性で入っていたけれど、自分はどの温度が快適か（あるいは不快か）ということに注意を払ったのなら、1度や2度の温度調節で自分に快を提供することができます。
　これはささやかなことですが、自分をもてなす「Me First」を実践する着実な一歩となります。私を優先させると相手に迷惑をかけると思うなら、また温度を戻せばよいでしょうし、相手に自由に変えてもらうことだってできます。それくらいは何の負担にもならないでしょう。風呂に入る長さも本当はぬるめの温度で20分くらいゆっくり浸かりたいと思っているのに、周囲に合わせているがゆえに5分ほどで出ているのなら、好みの温度で20分ゆっくり湯に浸かり、Me Firstを実践します。

また、仕事が終わって帰宅する際、特に急ぐ理由はないけれど、早くて近いほうを選ぶべきと思い込んで、最短の距離で帰宅しているということはないですか。本当は、もう一本外れた道を行くと公園があって、そこにはお気に入りの木があるような場合、あえて、1分遅くはなるけれど、公園の木を感じなら帰宅するのもMe Firstの実践となるでしょう。これは自分の気分の善し悪し、あるいは快か不快をモニタリングしていないとできません。まず、自分の気分をセルフモニタリングして、リストアップしてみます。

〇気分のよくなるもの（人やこと）
〇気分の悪くなるもの（人やこと）

これらのリストを日々意識して、気分のよいことリストにあるものにはより多くの時間を割き、気分の悪いことリストにあるものにはできるだけ時間を割かない努力をしてみてください。もちろん、社会生活を営む以上、好むと好まざるとにかかわらず、関与しなければいけない状況や人というのは存在します。そのときに、ダラダラと流されるままにかかわるのではなく、意識してかかわることが大切です。

たとえば、電話がかかってきて、モニタに目をやり、その人の名前が表示されると、エネルギーが明らかに上がる相手とは長い時間話せばよいでしょう。逆に、明らかにエネルギーが落ちる相手であれば、早目に切ることを意識するなどです。早目に切るために「1分なら時間がある」とあらかじめ断っておくのも効果的でしょう。

これは相手をないがしろにしているのではなく、自分を大切にする行動です。もし無理をして相手に合わせていると、相手に対する悪感情を徐々に募らせることになるでしょう。相手は嫌われているとも知らず、ずっと話し続け、あなたからどんどん嫌われます。このような場合、相手は加害者のようでいて被害者でもあります。お互いに被害者になってしまうのです。この不健全な状態を打破するためにも(相手をこれ以上嫌いにならないためにも)相手と適度な距離を保つのは賢明であり健全です。これは、Me First であると同時に、For Others でもあるのです。

Me First とは、Only Me のことではありません。Only Me は自分さえよければ相手はどうだっていいという、勝手でわがままな姿勢ですが、Me First は自分にとってよいことは相手や全体性にとってもよいということを俯瞰した姿勢です。

仏教には「利他心」という相手を思いやる心がありますが、あるとき、利他だけでは不十分で、正しくは「自利利他」であるということを、安養寺住職の井上寛照氏に教わりました。相手に利をもたらすことは己に利をもたらすこと、というのはイメージしやすいですが、己に利をもたらすことは相手に利をもたらすことに同義であり、非二元的ということです。

病気がもたらす恩恵に目を向ける

気分のリスト以外に Me First を実践する手がかりとして、病気になったときを振り返り、そのときに得られたものを考えてみることをお勧めします。

「疾病利得」という言葉があるように、病気は痛みや苦しみをもたらす反面、何かしらの利得ももたらすものです。前述のケーラーは、真に自分にとって大切なニーズが「意識的・肯定的」に満たされなかった場合、私たちは同じニーズを「無意識的・否定的」に満たそうとすると説明しました。

生理的ニーズを満たす

ニーズに関しては、たとえば生理的欲求であればわかりやすいのではないでしょうか。通常7〜8時間の睡眠でバランスをとっている人が、今月は仕事が忙しいから3〜4時間で頑張ろうと張り切ったところで、睡眠欲が消えるわけではなく、依然7〜8時間のニーズがあります。

「意識的・肯定的」に睡眠時間を戻さなかった場合、ある日発熱したり、あちこちに痛みが出たり、鬱々としたりするなど、病気になって寝込まざるを得ない状態になります。そのことで、結果的に10時間も20時間も睡眠をとることになれば、自分が意識的にそれを欲しようが欲すまいが、睡眠がとれるようになったのは疾病利得でしょう。

通常7〜8時間の睡眠でバランスがとれる人が一日3〜4時間の睡眠で頑張るのは不可能ではないかもしれませんが、不健全で非人間的です。その人の本性からいよいよ離れてしまう行為です。

心理社会的ニーズを満たす

では、心理社会的ニーズはどうでしょう。

大切な人と「意思疎通を図り、互いを理解する」というのは重要なニーズです。大切なニーズを満たすことなく、言いたい言葉を飲み込んで我慢していると、ある日ちょっとしたことがきっかけで爆発して、口論やけんかという形で言いたいことを相手に伝えようとしてしまうことはよくあるのではないでしょうか。これは、私たちが「意識的・肯定的」に大切なニーズを満たさないときに、「無意識的・否定的」になってまでもそのニーズを満たそうとする典型でしょう。

ときには、身体が不調を訴えることでその調整役を買って出ることがあります。Tさんは、あれこれ嫁に指図をしてくる姑との仲がうまくいっていませんでしたが、義父母の家が古くなってきたので、二世帯住宅に建て替えて長男（Tさんの夫）家族と一緒に暮らすという話が進んでいました。Tさんはそのことを考えると憂鬱で仕方がなく、人生が終わったような気にすらなったといいます。ただ、夫も姑も望むことだし、一緒に住むのは嫌だからという理由で断るのはあまりにも角が立つのと、今後の家族関係にヒビが入ってもいけないという理由から、波風立てず、言いたいことを飲み込んで我慢してきました。家族間に表面的な波風は立っていなくても、Tさんの内面が大嵐であるのは言うまでもありません。

そんなある日、Tさんの病気がわかりました。入院や治療もあることや、看病などで高齢の義父母に迷惑をかけてはいけないからなどという理由で、いとも簡単に一緒に住まなくてよくなりました。これはTさんにとっては奇跡のような大きな恩恵でした。安堵と同時に心が躍動したといいます。Tさんはもともと、一人の時間が満たされ、誰もいないところであれこれ空想にふけったり、流れる雲を眺めたりするのが好きでしたが、結婚してからはそのような時間がもてなくなっていました。病気はTさんに自分自身の時間をオートマチックに取り戻してくれました。夫も優しくなり、Tさんのニーズによく耳を傾けてくれるようになりました。

病気には、あたかも水戸黄門様が「控えおろう」と敵に印籠をかざすように、一瞬で周囲をひれ伏させる力があります。

ときには信念を変えさせることも

前述の会社経営者のSさんは「仕事が命」で、仕事ができない自分は価値がないという強い信念がありました。病気がわかり、否が応でも仕事を休まざるを得なくなり、多くを手放さなければなりませんでしたが、同時に、多くのものも得ました。

それまでは、自分がサボると社員がサボるという理由から、定時が午前10時～午後6時の会社であるにもかかわらず、社長出勤はおろか、午前8時には出社し、午後10時に帰宅するという生活でした。自分がいなくなれば会社は途端に傾くと信じて疑っていませんでした。ところが、社長であるSさんが数カ月間仕事を休んでも、会社は今まで通り普通に機能しました。社長がいないぶん自分たちが頑張ろうと、社員がイニシアチブをとって仕事に取り組んだのです。

Ｓさんは正直、複雑な気持ちだったと告白しました。会社がいつもどおりうまく運んでいるのはありがたく、安心であるけれども、自分がいなくても組織が機能するということに、自分の存在価値を疑ってしまったのです。Ｓさんはそれが自分であれ相手であれ、基本的に人を疑う癖があることに気づきました。妻や娘に対しても、仕事をしない夫（父）など見放されると信じていました。ところが、病気になると、妻も娘も愛情をたくさん注いでくれ、妻は「あなたが働けないなら私が働いて生活するから大丈夫よ」と淡々と伝えたのです。

Ｓさんは自分が無意識のうちに、周囲の人を弱い者扱いして、自分が強くあろうとしていたことに気づきました。自分から仕事を取ってしまったら価値がなくなるので、相手に仕事を与えないようにしていたのです。妻も立派な専門知識・技術をもっていましたが、無意識にそれを発揮させないようにしていたのです。自分が立派でいたかったからです。

そんな心理の裏には、自分は素のままでは立派な人間でないという思いが潜んでいます。ところが、病気になってさまざまな変化がもたらされた結果、「できる」「立派な」人間を装う必要は全くないことがわかりました。さらには、娘の結婚相手が自分の納得いく相手でなかったので気に入らなかったのですが、入院中に見舞いに来てくれた際に、人間的にとても豊かで素晴らしい男性であることに気づき、娘の結婚を心から祝福できるようになったといいます。娘夫婦もＳさんが彼女らの結婚を快く思っていないことは知っていたので、もしＳさんが元気だったら、娘夫婦は実家に寄り付かないままであったとのことです。

その後、退院して職場に復帰したＳさんは、社長出勤を始めました。お昼前に出勤し、18時には退社するライフスタイルに変えたのです。それまでは、アフター６は何をしていいかわからなかったので（仕事以外はくだらないことと信じていたので）いたずらに会社で時間を費やしていたことにも気づきました。Ｓさんはようやく自分の時間を取り戻しました。

同時に、人間らしさを取り戻し始めました。読書にしても、これまで実用書ばかり目を通していましたが、自分の好きな小説家の本を楽しむようになりました。今までは胃袋を満たすためだけに食べていた食事に関しても、何を何のために食べているのかに興味をもつようになり、栄養や料理の講座などにも足を運ぶようになりました。気功体操を始めたり、朝のさわやかな空気の中で散歩をするようにもなりました。今までと同じルートをたどっているにもかかわらず、景色が全く違って見えるといいます。フェンスに絡むツタや、コンクリートの割れ目から芽ぶく雑草などに感動し、公園にある大きな木の近くでストレッチをすると気分がリフレッシュするのだといいます。Ｓさんはどうやら自然に還っていったようです。

これらの変化はＳさんが日頃から意識的に欲していたものではありません。むしろ、人々の優しさや思いやりなど頑強な自分には必要ない、それらは弱い人間にこそ必要なものだと思っていました。自然との和やかなふれあいなど、暇人のすることと思っていたのでしょう。ところが、病気を通して、それこそが人生で最も大切にする必要のあるものだと気づくのです。

Ｓさんは自然と自分自身のことが好きになっていきます。仕事についても、自分がいなくたって構わない組織ではなく、自分がいなくてもきちんと機能する優秀な人材を育んできた自分だと思えるようになりました。

病気の恩恵をリストにする

次に挙げるリストは病気の恩恵の典型的なものです。

○周囲の人々の優しさや思いやりを感じた
○嫌なものにNOと言えるようになった
○欲しいものにYESと言えるようになった
○人生や物事の優先順位が明確になった
○自分自身の時間がもてるようになった

病気の恩恵リストを作成することは、私たちが日頃意識していない部分で必要としている潜在的なニーズを意識化し、日々の生活の中に積極的にそれらを取り入れるのに役立ちます。喜びのリストがなかなか出てこない人は、ぜひ、過去を振り返り、病気によって生じた変化の中で、自分の人生に豊かさをもたらしてくれた恩恵のリストを作成することからMe Firstを始めてみてください。

喜びのリストが出ている人も、無意識のニーズを確認するために病気の恩恵リストを作成してみてください。心理社会的な補償機能として、または免罪符として機能してくれる病気ですが、それを使うことなしに、自分自身の真のニーズを日頃から意識的に、また肯定的に満たすことで健康的な日々を取り戻してください。

4 ナースのための「論理療法」

前項ではMe Firstの実践を紹介しましたが、もし、自分自身を満たしながら生きようとすることに、不安や罪悪感、また自責感などが出てくる人は、それらの感情を適切にコントロールすることが必要となります。ここでは、それらの否定的な感情をどのように克服していくかを「論理療法」で説明します。

エリスのABC理論

効果的な感情のマネジメントをするのに、ここでは、「論理療法」を紹介します。論理療法とは、1950年代にアメリカの臨床心理学者であるアルバート・エリス（Ellis A）によって提唱された心理療法です。論理療法の基本的な理論は、人の悩みというものは、出来事そのものから生み出されるのではなく、出来事の受け取め方によって生じるというものです。

私たちは、不安や焦り、自責の念、また怒りなど、否定的な感情によって日々の生活の質を低下させたり、仕事のパフォーマンスを低下させたり、人間関係を損なってしまったりします。これは、誤った物事の受け止め方や、その連鎖によって生じていることが多いのです。すなわち、物事の受け止め方を、より適応的で健全なものに変えていくことで感情の安定を図り、心理社会的な調和につなげることを可能とするアプローチが論理療法です。

下記は、エリスによる感情のABC理論です。

A：Activating Event（出来事）
↓
B：Belief（信念・思考・解釈）
↓
C：Consequence（結果）

まず出来事（A＝Activating Event）があるから、結果（C＝Consequence）があるのではなく、必ずその間にビリーフ（B＝Belief）があり、結果（C）はビリーフ（B）の影響を大きく受けるという理論です。

たとえば、雨が降った（＝A：出来事）から憂鬱になる（＝C：結果）のではなく、「これで今日一日が台無しになる」と思う（＝B：ビリーフ）から憂鬱になるわけです。「これで今日も潤いが与えられ、私たちは生かされる」と思えば、感情（C）は憂鬱ではなく、反対に感謝の気持ちになるでしょう。また、「今日は雨なのだな。ではそのように対応しよう」と考え行動すれば、穏やかでニュートラルな感情でいられるでしょう。

このように、出来事は同じでもビリーフ次第で結果は大きく変わってくるというのがABC理論です。非合理的で非適応的な受け止め方はイラショナル・ビリーフ、合理的で適応的な受け止め方はラショナル・ビリーフなどと呼ばれますが、ここでは「不健全思考」と「健全思考」と呼ぶことにします。

「健全思考」と「不健全思考」

論理療法家のマキシー・C・モルツビー（Maultsby MC）は、その人が抱える信念や思考が健全か不健全かを判断するのに、次の5つの質問にYESかNOで答えてみることが有効であると説明しました。

○明らかに事実に基づいているか
○命や健康を守るのに役立つか
○目標を達成するのに役立つか
○問題や悩みを解決するのに役立つか
○好ましい気分をもたらすか

上記、5つの質問のうち、3つ以上がYESになる場合は、日常にさして支障のない思考ですが、3つ以上がNOになる場合は日常に支障をきたす不健全思考であると判断します。ゆえに、3つ以上がNOになる場合はそれを論駁する健全思考に書き換えることが勧められます。

誰しも、事実に基づいておらず、命や健康を守るわけでもなく、目標達成に役立つわけでもなく、問題解決にも役立たず、好ましい気分をもたらすわけでもない考え方をずっともっていたいとは思わないはずだからです。それらの考え方をずっともち続けると、人生や日々の質を蝕んでしまいます。

不健全思考が引き起こす「不安」

たとえば、ある朝、職場の廊下で先輩とすれ違った際、「おはようございます」と挨拶をしたのに相手から返事がなかったとします。こうした状況下で、あなたはいったいどのような心理的反応をするでしょうか。

不安になる人は、その日はしょっちゅうそのことが頭をよぎり、その先輩が近くにいるときは特に緊張し、仕事に集中できないかもしれません。また、帰宅後も食事が喉を通りにくかったり、なかなか寝つけないなどの状態になるかもしれません。このような不適応な状態に陥ってしまう場合、その感情の背景には「先輩に無視された」というビリーフがあることが考えられます。さらには、「私は嫌われているんだ」とか「先日のミスのせいだ」とか、さらに掘り下げると「私はミスばかりするダメなナースだ」「不向きなのでそのうちクビになるに違いない」などのビリーフも芋づる式に出てくるかもしれません。

このような思いがあれば、感情が不安定になって当然です。しかし、これらのビリーフは健全かと問われれば、そうではありません。先ほどのモルツビーの質問に当てはめてみると、先輩から返事がなかったのは事実ですが、「無視した」というのは、あくまでも個人の解釈であり、明らかな事実とは言い切れません。無視されたのかどうかは、確認していないのでわからないはずです。

よって、モルツビーの１つ目の質問、「明らかに事実に基づいているか」に対する答えはNOとなります。２つ目の命や健康を守る考えでもありませんし、３つ目の目標達成に役立つものでもありません。また、４つ目の問題解決になるどころか、悩みの種になる考え方であり、５つ目の好ましい気分ももたらしません。

出来事は、先輩ナースから挨拶の返事がなかったということだけであり、あとは自分の憶測の域を出ないのです。もしかしたら、声が小さくて聞こえなかっただけかもしれませんし、何かに集中していて周りのことが目に入らなかったのかもしれません。あるいは、相手が誰であれ、他人に挨拶を返すゆとりがない精神状態だったのかもしれません。

いずれにせよ、確かめてみないとわからないことに関して、くよくよ悩むのは不適応な状態です。このような不健全思考が自分を悩ませる場合、それを「確認してみないことにはわからないし、無視したとは限らない」「ミスをしたせいだとも限らないし、そうであるにしても人は誰でもミスをするし、そこから学ぶことができる」「未熟な部分はあるかもしれないが、それは成熟のプロセスでありそのための努力はできる」「上司から忠告をされたわけでもなく、２年間私なりに努力をしてきちんと働いてきている。決してナース失格なわけではない」「気なるのであれば、先輩や上司に確認や相談をすることが可能だ」などと受け止め、それに即した行動をとることができます。

健全思考で「怒り」に対処する

怒りのケースはどうでしょうか。後輩ナースが指示を守らなかったり、（あなたから見て）配慮に欠けていたり、他のナースと比べて仕事に時間がかかったりするようなケースでは、「指示がきちんと守れないダメなナースだ」とか、「もっと周囲に配慮するべきで、それができないのはプロ失格だ」とか、「もっと早く仕事をするべきだ」といった思いが頭の中で渦巻いていると、怒りが沸々と湧いてくるでしょう。

この怒りのエネルギーをもって後輩と接することが効果的であればよいのですが、残念ながらそうでないことが多いでしょう。怒りのエネルギーが度を過ぎると、一時的に相手を思いどおりに支配することはできても、長期的・全体的には調和的で健全な関係性を破綻させ、それは仕事の質にも影響を及ぼします。よりしなやかに、効果的に状況に対応するには、自分自身の感情をコントロールしながら、冷静に相手に向き合うことです。

たとえば、「指示を守れないダメなナースだ」という思いについて考えてみましょう。指示を守るのが理想的なのは言うまでもありませんが、それができないからといって、即ダメなナースかといえばそれは事実ではありません。なぜなら、人間は誰しも失敗を免れない存在だからです。その失敗を反省し、克服することで、成長することができますし、成長のプロセスは人それぞれです。時間がかかる人もいれば、さほどかからない人もいるでしょうし、要領がいい人もいればそうでない人もいます。

私たちは「自分の基準」で相手を裁いてしまう癖があります。裁きでなく、愛ある好奇心をもって相手に接することが、しなやかで適応的な人間関係の構築に役立つことでしょう。「相手は私の望むとおりの行動をしないが、彼女・彼なりの（物理的・肉体的・精神的・社会的限界を尊重したうえでの）その時点での最善を尽くしている」と理解し、「伝え方やかかわり方に工夫をして、指示を守りやすくすることは可能である」と受け止めることもできます。

否定的な感情にとらわれすぎない

私たちにはそれぞれ、長年慣れ親しんだ信念体系があります。それらが日常生活を豊かにしてくれるのであれば、維持し続ければよいのですが、逆である場合、それらを改善することが重要となります。これは自分自身の精神衛生の改善のみならず、周囲との社会的調和の改善にも役立つのです。

考え方を変えることは、おそらく人生で最も困難な作業ではないでしょうか。ところが、困難だから不可能かといえば決してそうではありません。困難であっても可能です。また、この困難に取り組み、それを乗り越えることができたのなら、私たちの人生はとても豊かでしなやかなものになるでしょう。物事を柔軟に受け止めることができるというのは、人生をしなやかに生きられることにほかなりません。

さて、このように記すと、否定的な感情をもつことが悪であるかのように思われるかもしれませんが、人間は誰しも否定的な感情を抱くものであり、そのこと自体は自然なことです。ですから、落ち込んでもOKですし、怒ってもOKなわけです。それは人間らしいことであり、「否定的な感情をもってはいけない」と考えること自体が不健全です。

大切なのはバランスであり、否定的な感情をいつまでももち続けていたり、慢性的にそのような状態であることが問題です。落ち込んでも、同僚とおしゃべりをしたらすっきりしたとか、頭にきたけれども翌日目覚めたら気にならなくなった、といった状況であれば、心のホメオスタシスがきちんと機能しているので放っておいてよいでしょう。

ところが、否定的な感情によって日常生活に支障をきたすレベルになった場合は、論理療法に取り組むことをお勧めします。たとえば、気がつくとそのことばかり考えているとか、人と話をしていても気もそぞろだとか、食べ物が喉を通らないとか、夜なかなか眠れないなどといった場合は、日常に支障のあるレベルといえるでしょう。そのような状態が数日続くなら自分自身のビリーフを振り返ってみましょう。感情のストレス度を測るのに、レベル 1 からレベル 10 の心の苦しみのスケールを使ってみるのが効果的です。10 を最大の苦しみ、1 を苦しみがない状態として、7 以上の心の苦しみが続くときは、不健全思考を健全化することで、4 以下にすることを意識するとよいでしょう。

5

「ビリーフワーク」に取り組む

次に紹介するのは、モルツビーによる「ビリーフワーク」と呼ばれる論理療法です。非常に簡潔で、いつでもどこでも自分自身で手軽に取り組めるセルフ・ヘルプ・モデルとなっていますので、ぜひ活用してみてください。

ビリーフワークの手順

ビリーフワークに必要なものは紙とえんぴつだけです。次に示す 1 から 10 の手順で進めます。

1	紙を 1 枚準備して、日常生活に支障をきたしている好ましくない感情を、紙の上の部分に記入します。 ※例：不安・罪悪感・怒り・悲しみ等
2	心のつらさの程度を「1：つらさなし」から「10：これ以上ない最悪のつらさ」までの 10 段階で表してみます。 ※このレベルが 7 以上だと、日常に支障をきたすとみなされます。
3	紙の中心に縦の線を 1 本引きます。
4	左の欄に、好ましくない感情の原因だと思われるビリーフ（信念、思考）を、5 つ以上書き出します。
5	左の欄に書き出したビリーフの一つひとつを「モルツビーの 5 つの質問」に照らし合わせ、それが健全なものであるか、あるいは不健全なものであるかを判断します。

6	それぞれの不健全思考（信念）に対する健全思考（信念）を右の欄に書き込みます。
7	健全思考（信念）の欄をひと通り読んでみて、どのような気分かを確かめてください。 ※効果的にこのワークが進められた場合は「かなり気分がよくなった」「とてもすっきりした」等、気分に大きな変化がみられるはずです。
8	ステップ2で行ったように、心のつらさの程度を、右側の健全思考についても「1：つらさなし」から「10：これ以上ない最悪のつらさ」までの10段階で表してみます。 ※7以上だった心のつらさが4以下になっていれば、健全思考がうまく書き出されている目安となります。もし、気分の変化がない場合や心のつらさが4以下にならない場合は、もう一度、不健全思考、健全思考がきちんと書き出されているかどうかを見直す必要があります。
9	常に、この紙を持ち歩いてください。 一日3回、落ち着いてリラックスした状態で、健全思考だけを読み上げましょう。 好ましくない感情が現れたときには、必ず左の不健全思考と右の健全思考の両方を読み上げてください。 ※不健全思考を読み上げることで、このビリーフがいかに不健全かを確認し、これに対する健全思考を読み上げることで、これから身につけたい、好ましい感情になる、事実に基づいたビリーフであることを確認します。
10	この新しいビリーフが無意識のうちに身につくまで繰り返し続けてください。健全思考が身につくには個人差がありますが、標準では3〜6週間くらいが目安となります。

ビリーフワークの例をいくつかご紹介しましょう。

■状況：先輩ナースから挨拶が返ってこなかった

不　安	
［不安の原因と思われるビリーフ］	［左の不健全思考に対する健全思考］
先輩は私を無視した	無視したとは限らない。確かめてみないことにはわからない。
私は嫌われているんだ	確かめていないので、嫌われているとは限らない。たとえ嫌われていたとしても関係の修復は可能である。
先日仕事でミスをしたからに違いない	先日のミスが理由とは限らない。人間は失敗を免れず、そこから学び未来に役立てることができる。
私は未熟でナース失格だ	未熟な部分はあるかもしれないが、今成熟の過程にいる。自分のベストを尽くし真摯に取り組む誠実なナースだ。
必要とされず、いずれクビにされるだろう	2年間自分なりに頑張って働いてきており、クビの忠告はされたことがない。それなりに必要とされており、クビになるとは限らない。確認して必要であれば対策を講じることも可能である。
みんなに好かれなければいけない さもなくば、私は価値がない存在だ	皆に好かれるのは不可能でありその必要もない。私を好きな人もいればそうでない人もいるが、私は私なりに価値ある存在であり、人生はそれなりに機能する。

■状況：よかれと思ってかけた言葉が患者を傷つけてしまった

罪悪感	
［罪悪感の原因と思われるビリーフ］	［左の不健全思考に対する健全思考］
私は患者を傷つけてしまうダメな医療者だ	私はその時点での最善を尽くしたのであり、傷つける意図で声をかけたわけではない。これを学びに今後声かけを工夫することができる。
私には患者を満足させる力がない	満足している患者もいる。人の受け止め方はそれぞれで、万人のニーズを満たすことは不可能である。常にその時点での最善を尽くすのみである。
誰も私を信用してくれない	私を信用してくれる人もいる。また、信用を取り戻すこともできる。
また患者を傷つけてしまうに違いない	また患者を傷つけるとは限らないし、たとえ患者が傷ついたとしても、そこから変化を起こすことが可能である。
私にはコミュニケーション能力がない	これまで良好な関係も多く築いてきており、それなりにコミュニケーション能力はある。また、今後コミュニケーション能力を開発することも可能である。

■状況：プライベートでも、つい仕事モードで頑張ってしまう

プレッシャー	
［プレッシャーの原因と思われるビリーフ］	［左の不健全思考に対する健全思考］
何事も完璧でなければいけない	完璧であるに越したことはないが、人は失敗を免れない存在だ。失敗してもそこから学びを得て前進することができる。
何事も急いで行うべきだ	急いで行うのが相応しいこともあれば、急がなくてよいこともある。ときには時間をかけてよいし、ゆっくりすることが大事なこともある。
何事も頑張って取り組まなければならない	頑張ることもあれば、頑張らなくてよいこともある。常に頑張る必要はない。
休むことは怠けることだ 休むべきでない	休むことは決して怠けることではなく、自分を大切にすることだ。休まなければ健康や人生を損なうこともある。
自分を大切にすることは相手をないがしろにすることだ	自分を大切にするからといって、それは相手をないがしろにすることとは限らない。ゆとりが出て相手と良好な関係を築くことも可能だ。
自分の喜びより相手の喜びを優先させねばならない	ときには自分のことを優先させてよい。

■状況：職場に気が利かない後輩がいる

怒り	
［怒りの原因と思われるビリーフ］	［左の不健全思考に対する健全思考］
先輩にいちいち言われなくても率先して行動するべきだ	状況を読むことが得意な者もいれば、そうでない者もいる。相手に合わせてコミュニケーションを工夫すればよい。
率先して行動しないのは不誠実な姿勢だ	必ずしも後輩が不誠実とは限らず、全体の状況が把握できていない中で、後輩なりの最善を尽くしている可能性がある。確認してみないことにはわからない。
わからないことがあれば後輩から尋ねてきて当然だ 先輩の手を煩わせるべきではない	後輩に指導するのも先輩の仕事のうちであり、先輩から後輩に働きかけてもよい。後輩は煩わせようとしているとは限らないし、自ら尋ねるよう促すことも可能だ。
成長しないダメなナースだ	後輩は成長している部分もある。私の望む形やタイミングで成長していないかもしれないが、後輩なりの形やタイミングで成長している。
このままでは事故が起こるに違いない	事故を防ぐためにも、後輩が理解できるように、思いやりあるコミュニケーションをすることが可能である。

「健全思考」と「ポジティブ思考」

不健全思考と同様に、私たちが自分を苦しめてしまう思考に、「ポジティブ思考」があります。ポジティブ思考は一見好ましいように思えますが、落とし穴があります。それは「自然に即していない＝無理がある」ということです。

無理は続かないというのは自然法であると思いますが、私たちの思考や信念も同様です。たとえば、前述の廊下ですれ違った先輩から挨拶が返ってこなかったというような状況で、「私は嫌われているから無視されているのだ」という不健全思考があることに気づきました。この不健全性を同定してビリーフを書き換えようとする際に、健全思考では「確かめてみないことにはわからない。必ずしも嫌われているとは限らない」とするのに対し、ポジティブ思考は「大丈夫、私は先輩に好かれている」と対極に振れてしまうのです。「嫌われている」よりは「好かれている」のほうが健全性は高く見えますが、「好かれている」のは事実に基づいておらず、不自然です。

私たちは、自分の心の中や周囲の人たちとの関係性に調和をもたらしたいと望んでいます。そうであれば、自然に即した調和的な考え方で、かつ適度に前向きな考え方を育むことが健全となります。

過度のポジティブ思考の背景には、状況や現実を見たくないという否認の心理が働いていることが考えられます。これは不安や恐怖からもたらされるといえます。その不安や恐怖は「みんなから好かれなければ価値がない（誰からも嫌われてはいけない）」といった、その人の人生のコアとなる信念（コアビリーフ）から来ていることが多く、これは生育過程で、とりわけ親子関係などにおいて無意識のうちに形成されてしまっていると考えらえます。

コアビリーフが健全化されると、人生はとても楽になることでしょう。それはたとえば「みんなから好かれる必要はなく、そもそもそれは不可能なことである。私を好きな人もそうでない人もいるだろうが、依然、私は価値ある存在であり、人生はそれなりに機能する」といったものになるでしょう。このような姿勢を育むことができたら、周囲への過度な気遣い（気疲れ）も減り、よりリラックスして相手や仕事に向き合うことができるようになるでしょう。

逆説的ですが、「好かれなくてよい」という手放す姿勢が、結果として相手とより調和的で良好な関係を作り出し、仕事のパフォーマンスを上げたりするものです。これは投げやりになるのとは違い、自然の法則を信頼して委ねる姿勢です。

人生における基本的な信念

仏陀（ブッダ）は、「執着ほど人間を悩ませるものはない」と説いたといいます。そして私たちが最も執着するのは、命や健康ではなく、「考え方」であると説きます。

そうであれば、考えを変えることほど人生で難しいことはないということです。同時に、考え方を変えることほど、重要な取り組みはないということになります。

私たちが物事に執着するのは、信頼感の欠如によるものです。「信頼」とは何かを信じて頼りにする状態で、心に平安がある状態をいいますが、信頼が深まると忠誠心に変わっていきます。忠誠心がある状態というのは心がぶれることなく、安定している状態でしょう。

私たちが何をどのように信頼したらよいかということに関して、サイモントンは、次の７つは「人生の基本的な信念」となり、それらをどのように信頼するかによって人生の質が大きく変わると説いています。

①人間の本質
②宇宙・自然界の本質
③いのちの本質
④病気や苦しみの本質
⑤健康や幸福・愛の本質
⑥死の本質
⑦人生の目的や運命の本質

これらはエビデンスがあるものではありませんし、哲学的、あるいはスピリチュアルな概念に分類されるでしょう。証明することができないことに関しては、私たちは信じたいことを信じることができます。それがどの分野に属するかは関係なく、自分の人生に有効に機能するかどうかが問題です。

豊かな人生を送るための 7 つの信念

より健全な信念をもって豊かに人生を送るためには、たとえば、1つ目の私たち人間の本質に関しては、「人間は本質的に善良な存在だ」（基本的によりよくなろうと願い、平和や調和を好むものである）という信念があれば、リラックスした日々を送れるのではないでしょうか。もちろん、醜い行動もしますが、それは本質から離れてしまったときに出るゆがみと受け止めることができます。人間は本質的に邪悪な存在なので自他を罰することが重要という信念があると、人生はつらく苦しいものになり、緊張感に苛まれる日々となるでしょう。

2 つ目の宇宙や自然界の本質に関しては、「宇宙や自然は、私たちが私たちを知っている以上に私たちをよく知っており愛している」という信念を、3 つ目のいのちの本質に関しては「人生やいのちは自分が誰かを教えるための学び舎である」ととらえることができます。4 つ目の病気や苦しみの本質に関しては、「私たちが本性から離れてしまっていることを教えるネガティブなフィードバック」、5つ目の健康・幸福・愛などは「私たちが本性に沿って生きていることを教えるポジティブなフィードバック」ととらえることができます。

6つ目の死の本質に関しては、「生まれてくることが肉体的生命の始まりであるように、死は肉体的生命の終わりであり、自然の営みの一部である。ただし、私たちの本質的な部分は死後も好ましい状態で存続する」ととらえることができます。

最後に、人生の目的や運命に関しては、「人生の目的は生まれながらにして私たち一人ひとりの中に宿っていて、喜び・幸せ・愛・情熱などによって導かれ達成されていく」と考えることができます。これらは私たち一人ひとりの人生観や哲学や宗教観、またスピリチュアリティが色濃く反映されるものです。いずれも、それらが「私」の人生にとって健全に豊かに機能するか否かを振り返り、不健全であれば健全化していくことが大事です。

信頼感を育むということ

自分自身や自分を取り巻くものに対して信頼感を育むことは、希望をもちつつも、執着を手放すしなやかな生き方を可能にします。人生とはままならないもので、どんなに強く望んでも思いどおりにいかないものです。そのようなときには、「今は起きていることの意味を見出せないけれど、時間の経過とともに、あるいは別の視点・視座からすれば、私は今必要なプロセスの中にいるのだ」と考えると、苦しみは長引かないでしょう。

人生や自然界と私たちとのかかわりは、賢い親と子の、あるいは賢い祖父母と孫の関係に似ています。子どもは、常に、欲しいものは欲しいときに欲しいものです。賢い親や祖父母は、いつ、何を与えるか、あるいは与えないかを知っています。いつ、子どもの課題の答えを与えるのか、あるいは与えず自分で考えさせるのか、それともヒントを与えるのかを知っています。これは意地悪からではなく、その子が賢く強く、よい人間に育ってほしいという愛からきています。

愛があるなら欲しいものすべてを与えてくれるはずだというのは間違った考えということです。もしかすると、子どもが望む形やタイミングで愛を与えないかもしれませんし、その愛を子どもはその時点で理解できないかもしれませんが、それでも親は親なりのその時点でのベストを尽くして愛を与えているのです。私たちの人生も同様に、私たちの望む形やタイミングで欲しいものが与えられないかもしれません。それでも、必要なものが必要な形とタイミングで与えられていると考えることはできます。

このように信頼感を育むことは、私たちの人生に希望をもたらすと同時に、執着を手放すのに役立つでしょう。

引用文献

1) Lamers SM, Bolier L, Westerhof GJ, et al.（2012）：The impact of emotional well-being on long-term recovery and survival in physical illness：a meta-analysis. J Behav Med. 2012 Oct；35（5）：538-47. doi：10.1007/s10865-011-9379-8. Epub 2011 Sep 15.

参考文献

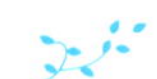

・Dalai Lama & Cutler HC（1999）：The Art Of Happiness：A Handbook for Living. Hodder & Stoughton.
・Ellis A（1977）：Rational-Emotive Therapy：Research Data That Supports The Clinical and Personality Hypotheses of RET and Other Modes of Cognitive-Behavior Therapy. The Counseling Psychologist. Vol. 7：2-42.
・Kahler T（2008）：The Process Therapy Model：The Six Personality Types with Adaptations, Taibi Kahler Associates, Inc.
・Maultsby MC Jr.（2011）：Coping Better...anytime Anywhere：The Handbook of Rational Self-counseling. Createspace Independent Pub.
・Simonton OC, Creighton J & Simonton SM（2009）：Getting Well Again. Bantam；Reissue edition.
・川畑伸子（2009）：サイモントン療法―治癒に導くがんのイメージ療法，同文舘出版.

Part 3

私が幸せになる

「ストレスフルな私」から「生きがい感をもてる私」へ

私は現在、飛騨千光寺の住職をしながら、大学や文化センター、企業などで、「自他のこころのケア」について、死生観やスピリチュアルケアという切り口で講演や瞑想研修を行っています。

もともとお寺に生まれたわけではなく、ごく普通の在家で育ったのですが、「生きること」「死ぬこと」の意味を知りたくて、飛騨の山寺（現在の千光寺）に弟子入りしたのが 12 歳のときでした。高野山やスリランカで修行し、特に高野山の真言密教の修法や初期仏教のシャマタ・ヴィパッサナーという瞑想法を学んだことが、現在の私の活動につながっています。伝統仏教が永い間培ってきた、人格完成を目指す修行法としての瞑想（禅定(ぜんじょう)、観法(かんぽう)、座禅、瑜伽行(ゆがぎょう)などの表現もあります）が、現代人のストレスリダクションや健康生成に役立つことを実践的に習得してきたのです。

2008 年から 2 年間は、京都大学「こころの未来研究センター」で「臨床に応用するための瞑想療法」について本格的な実証的研究を行い、その研究のまとめとして『ケアと対人援助に活かす瞑想療法』（医学書院，2010 年）を出版しました。

その後、日本人の死生観を重視した、対人援助職のヘルスケアをテーマに、『実践的スピリチュアルケア―ナースの生き方を変える〝自利利他〟のこころ』（日本看護協会出版会，2014 年）を出版。瞑想療法や臨床瞑想法について詳しく述べるとともに、瞑想の機能や多義的な解釈を 4 つの瞑想メソッドとしてまとめました。さらに、瞑想の具体的な汎用テキストとして『臨床瞑想法―心と身体がよみがえる 4 つのメソッド』（日本看護協会出版会，2016 年）を上梓しました。『臨床瞑想法』は、研修テキストとして全国の都道府県看護協会でも活用され、2017 年度は青森県、愛知県、三重県、和歌山県、広島県、沖縄県で、臨床瞑想法の一日研修をするまでになりました。

医療やケアの現場にいるナースだけでなく、医師、保健師、臨床心理士、介護支援専門員、社会福祉士、カウンセラーなどの対人援助職は、日夜、人と向き合いながらも一所懸命に仕事に尽力しています。仕事だけでなくプライベートな面でも気を抜くことなく、毎日を精一杯生きているのです。まさにストレスを抱えながら――。

本稿は、そういった対人援助職、ケアギバーの方々が、ご自身のストレスや課題と向き合いながら、やがて自分らしい幸福感、やりがい感を創出されることを願って執筆しました。

大下大圓

ストレスにさらされる現代人

まずはじめに、私たちの生きるストレス社会について共有したいと思います。事例に取り上げる加奈子さんのような人は、あなたの周りにもいるのではないでしょうか。

ナース加奈子さんのつぶやき

総合病院に勤める加奈子さんは、ナースになって6年。新人のとき内科病棟に配属され、2交代勤務をしながら無我夢中で3年間頑張ってきました。4年目には外科病棟に配属され、新たな課題もありましたが、新人に負けないように努力し、外科の病棟にも慣れてきました。

ところが最近、業務管理や電子カルテの導入などに追いついていけないことにストレスを感ずるようになりました。おまけに、個性の強い師長の下で、シフト希望などの個人的意見がうまく言葉に出せず、疲労感が募るばかりでした。

「ナースになって6年経ったのに、自信がもてない」「師長に新人教育を依頼されても、素直でない新人には手を焼く」「スタッフ同士もギスギスして、病棟に居づらい」「4年目に小児科に異動希望を出したのに外科に回され、本当にやりたい看護ではないし」「疲れて家に帰っても寝てばかりで、旅行に行く気にもなれない……」。加奈子さんのストレスはピークに達していました。

そんなとき、夕方のカルテ整理の最中に患者の急変があり、処置に必要な医療機器を急いで運ぶ際に、廊下のコーナーに台車を引っ掛け器具を床に落としてしまいました。患者に危害はありませんでしたが、いくつかの機器が壊れて使えなくなりました。

そのとき師長から、「あんた、何年ナースをやっているの！　注意力散漫で、どういうつもり？　早く片付けなさい！」と厳しく叱られてしまいました。

自分でも反省していたのですが、師長に言われて完全にしぼんでしまいました。「心が折れそう。もうナースなんて辞めたい……」。ほかのスタッフにもきちんと釈明ができないまま時間が過ぎて、その日はうなだれつつ自宅へ帰りました。

ストレスフルの加奈子さんは、その後、どうなったでしょうか？この続きは、p.112 からあります。

やっても報われない感

1980 年代から、日本でも医師や看護職のストレスに関する研究が発表されています。「燃えつき現象」の要因としては、心理社会的環境特性（生活上の出来事、日常でのいら立ち、仕事や職場での対人関係、職場の雰囲気および仕事の士気、患者や医療従事者仲間、上司からの活動期待・支持および情緒的支援）と、行動特性の両面から調査が行われています。

その中で、個人の特性による差異はあっても、医師やナースが燃えつき症候群に陥る要因には「仕事の責任、士気、質、量」などが関係し、背景には「責任の重さ、乗り越えなければならない課題、自分や家族の健康、自分の将来、不規則な生活」があり、「かさむ経費、患者とのかかわり、仕事上の性差別、新しい機器」などへのいら立ち感が影響するという報告があります[1)]。

また、ナース、心理職、ソーシャルワーカーの仕事に就く女性 249 人を対象にした海外のバーンナウトの研究では、「情緒的疲弊感と脱人格化（感情を交えずパターン化されたかかわりをすること）は、仕事で新しいことに挑戦する機会が少ない」ことに帰因するとされています[2)]。

2017年現在、そうした意味での働く環境は改善されつつあるものの、ストレスフルであるという現実は変わっていません。

近年の診療科別の医師のストレス調査で「医師のメンタルヘルスに最も大きく影響する要因」を会員に尋ねたところ、全体では「労働時間の長さ」が最多の24.5%、2番目には「休日の少なさ」が15.2%を占めています。3番目に多かったのは「患者との関係不良」(11.0%)で、医師と患者の間で行われるコミュニケーションの難しさが影響していると思われます。そのほか、開業医では「命や健康を扱う職責の重さ」、勤務医では「上司との関係不良」という項目も挙がっています[3]。

看護職がストレスを感じる主なものは「仕事内容による緊張感(人命にかかわる仕事など)」「チーム医療に関すること(ナースに対する医師の理解不足など)」「労働環境に関すること(時間に追われる仕事、仕事量が多く時間外勤務が多い、交代制勤務で生活が不規則になるなど)」「患者・患者家族との関係に関すること(無理な要求をされる、威圧的な態度をとられるなど)」など、多岐にわたる項目が挙げられています[4]。

これらのストレスフルな現実から逃げることはできず、今後は個々の対応として、ますます生活環境の改善や生き方、思考を工夫することが必須となっているようです。

心が折れる

最近、テレビや雑誌の中で「心が折れる」という表現がよく使われます。これまで、「骨が折れる」ことはあっても「心が折れる」という表現はありませんでした。この言葉のルーツは、1990年に女子プロレスラーの神取忍を取材したノンフィクション作家の井田真木子氏によるもののようです[5]。

サイト記事の中に「骨を折る代わりに精神的な部分でダメージや恐

怖心を与える—心を折る—という方法を選んだのだ」とあるように、骨が折れるほどの精神的なダメージを意味しています。

同じ web サイトには、「心がへこむ」という言葉は 2005 年にタレントの松本人志が言い出したとあります。この言葉も精神的なダメージを現代人の言葉の感覚で表現したもので、マスコミで広がりました。

若者を中心に頻繁に使用される「折れる」とか「へこむ」という言葉の背景には、何かフレームのような「固いもの」があって、それが変形するようなイメージがあります。人の心は可視できないものですから形はないのですが、あえて心を形あるものとしてイメージして、その変容を表現したほうが、現代人にはわかりやすいのかもしれません。対人援助の仕事にあたる臨床の人々も、「心がへこんだ」「心が折れた」と思いっきり表現したほうが、案外本音に近くほっとするのかもしれません。

あなたはこれまでに、「心が折れる」ような経験はありますか？

考え方を変えてみよう！

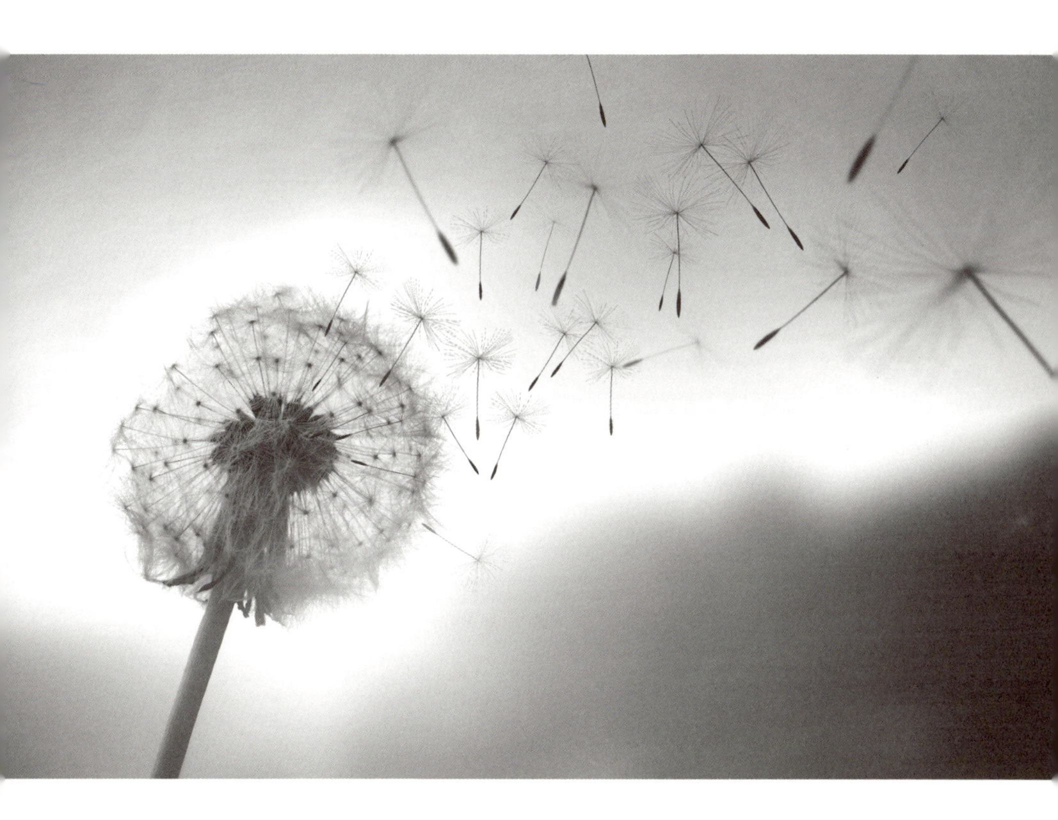

2

「レジリエンス」と「SOC」

ここからは、ストレスフルな状況を乗り越えるための考え方や方策を紹介していきましょう。

折れない心をつくる「レジリエンス」

本来、心は折れてしまうような柔(やわ)なものではありません。しなやかで柔軟な、風船のような丸いものを心とイメージします。現代人は未曾有のストレスフルな生活環境の中で、本来は丸かった風船が、プレッシャーを受けて歪(いびつ)な形のまま、なかなか元に戻れないように感じるのでしょう。

風船（心）が丸く元に戻ることを「レジリエンス」（resilience）といいます。レジリエンスとは、社会的ディスアドバンテージや、己に不利な状況において、そういった状況に自身のライフタスクを適応させる個人の能力と定義されています[6)]。

もともとルッター（Rutter M）などによって提唱された概念で、最初は物理学の分野で「弾力性」「反発力」を示す言葉として、「深刻な危険性にもかかわらず、適応的な機能を維持しようとする現象」と定義されていました[7)]。

その後、心理学、精神医学の分野で防御と抵抗力を意味する概念として用いられるようになり、さらに「人が逆境に遭遇した際に、精神疾患に抵抗し、健康な発達を遂げるための防御機能」などとされ、「心理的復元力」「心理的回復力」「心理的立ち直り」などと表現されています[8)]。

レジリエンスは、「脆弱性」（vulnerability）の反対の概念であって、死別や災害離別からの立ち直りの支援活動や、援助者のストレスからの回復への要因としても論じられるなど、自発的治癒力の意味があります。「反力」「精神的回復力」「抵抗力」「復元力」「耐久力」などとも訳されます[9)]。

援助者が自身の健康を取り戻すためには、このレジリエンス機能が大事であり、レジリエンスは、「忍耐力ではなく、新奇希求性、感情調整、肯定的な未来志向なのだ」という前向きな視点が重要です[10)]。

世界各地で、戦争、災害、事故、社会的死別などのストレスフルな現象が起こりますが、人の心は本来、ストレスで変形しても、風船のように元の丸い形に戻る力を保持しています。そうやって人々は苦難を克服して生きてきました。近年の阪神・淡路大震災や東日本大震災などのような自然災害においても、人々は艱難辛苦を体験しつつも、たくましく生き抜いてきたのです。

人の立ち上がりのワザには、独自の健康生成の鍵が隠されているといってもいいでしょう。

ストレス対応能力「SOC」

レジリエンスと同じように、大きな社会的圧力や個人的ストレスに対応する人間の回復力や立ち直りを示す最近の研究に、「センス・オブ・コヒアレンス」（sense of coherence，以下；SOC）という健康生成論があります。日本語では「首尾一貫感覚」「コヒアレンス感」とも呼ばれます。

SOCを開発したアントノフスキー（Antonovsky A）は、1970年代に、イスラエルのホロコースト（強制収容所）を生き延びた体験者の健康度調査を実施しました。強制収容所というストレスフルな体験をしたにもかかわらず、29％が精神的・身体的健康を保持していることに着目し、「人が過酷なストレスに遭遇してもなお、心身の健康を保つことができるのはなぜか」を主題に、コヒアレンス感（首尾一貫感覚）を主要な概念とする「健康生成論（salutogenesis）」を発表しました。

それまでの疫学のテーマは、疾患がいかにしてつくられるかを解明し、疾患を発生させ増悪させる因子の軽減、除去を目的とする「疾病生成論（pathogenesis）」や「病因論（etiology）」にありました。それをアントノフスキーは、「健康はいかにして回復され、保持され増進されるのか」という観点から、主たる健康要因（salutary factor）の解明と強化が大切であるとしたのです。

このコヒアレンス感は、幼児期において基本的な特性が備わると考えられ、人生における重大な外傷体験や日々のストレスに対して、個人が独自の方法で対処できるような働きをしているといわれています。

コヒアレンス感とは、①自分の状況が理解できる（把握可能感；sense of comprehensibility）、②何とかやっていける（処理可能感；sense of manageability）、③やりがいや生きる意味が感じられる（有意味感；sense of meaningfulness）の3つの尺度から成り、これら3つの感覚が高い人ほど、人生の困難に耐え、それを乗り超える力（生きる力）があるとされます[11)]。

SOCの要点

SOCのすごいところは、「病気の原因を追究する」のではなく、「現在の状態からいかに健康を取り戻せるか」に注目した点です。どんな人間でもストレスはあるし、現実的な課題はたくさんありますが、それにいかに対処するかが重要なのです。

日本の看護職に関するSOCの研究で、「新人ナースの配属前のSOCは配属1年後のメンタルヘルスの悪化を予測できるか」として、都内の新人ナース181人を対象に調査した報告があります。それによれば、「配属前と3カ月後、3カ月後と1年後、配属前と1年後の間に統計的な有意差がみられた」として「新しい職場への配属という大きな生活変化によって、新人のSOCが一時的に変動しても、1年後にはまた元の水準に戻る傾向である」ことがわかりました。さらに、「配属前のSOCの高い人は、配属1年後の精神健康状態（GHQ）が良好であるという結果」が報告されています[12)]。

2016年、関西2府4県の病院126施設の1500人のナースを対象に、SOCのアンケート調査をしたカール・ベッカーの研究では、ナースの着任時、3カ月研修、6カ月研修、1年研修、2年次、3年次に調査した結果、SOCの高いナースほど燃えつきが低い傾向にあり、最初の3カ月は「リアリティショック」「第一印象の影響」「職場が合わない」「仲間がつくれない」などの現実的要因がある一方で、「この職場は合う、頼りになれる人もいると思える人は多忙でも何とかもちこたえる傾向にある」としています。さらに、燃えつきが出るのは半年から1年頃で、「信頼できる、頼りになる人がいるかどうかが、もちこたえる重要なサポートである」としています。また「自分のおかれている状況が、把握されていない、処理しきれていない、やりがい感を感じられない」ことが離職する要因になっていると報告しています[13)]。

燃えつきの現れる時期にはさまざまな見解がありますが、SOCの機能として「把握する、処理できる、やりがい感を感じる」ことができるナースは、容易に辞めない力があるということです。

SOCを身につける

私は、SOCの感覚である「把握可能感」「処理可能感」「有意味感」を、**表11**のように整理しています。

表11 SOCを構成する3つの感覚

○**把握可能感**
目の前にある課題を客観的に受け止め、そこに自分の人生の目的を見つけようとすることができる。

○**処理可能感**
人生の意味や目的を達成するために、どのような生き方・方策があるかを考えることができる。

○**有意味感**
生活に祈りや瞑想などを取り入れることで、現実的な方策や生き方を実行することができる。

前述の加奈子さんの事例で、具体的に考えてみましょう。

把握可能感

職場で失敗した加奈子さんの陥っている気持ちを分析してみましょう。「把握可能感」でいえば、加奈子さん自身は現実の感情や心の状態を理解できない状態でした。感情面での疲弊があるためです。ナースは身体的な労働もさることながら、常に感情労働をしており、「患者や家族に常に共感しなければならない」という共感疲労に陥ることも少なくありません。それは養成プロセスでの教育の影響もあるのかもしれません。

加奈子さんは、患者に寄り添わねばと思いつつも、現場の忙しさが増えると言葉も少なくなり、不機嫌になっていきます。「私はやさしいナースにはなれない」と思いながら業務を続けていたのです。

あるとき、30歳代の胃がん末期の男性Mさんの受け持ちになった加奈子さんは、頻繁にナースコールが鳴ることに疲労感を感じていました。「またコールが鳴った。しんどいな……」と思いつつも、病室を訪れます。

「どうしましたか？」

「なんか眠れなくて、不安なんです」

「さっき、睡眠薬を飲んだでしょう。もうすぐ効きますから大丈夫ですよ……」

「でも……不安なんです……」

「また後で見回りにきますから……」

そう言って病室を後にする加奈子さんは、どんどん落ち込んでいきました。「私、ナースに向いていないかも……」

ここで注目すべきことは、加奈子さんが「自分の心の状態や置かれている状況」を把握できていないことです。「置かれている状況」には、自分をとり巻く環境すなわち患者理解も含みます。「患者さんは不安から頻繁にナースコールを押すけど、こっちの身にもなってほしい」という自分の疲労感の中で、相手の心情まで把握することができていません。

では、どうすればよいのでしょうか。

まずは、加奈子さん自身が自分の感情を知ることです。私たちの認識（認知）をゆがめているのは「思い込み」です。特に加奈子さんは日常的な疲れが累積して、仕事に対する不満や職場での行き違いにきちんと向き合わないまま、感情的になっていました。

まず、「自分は疲れているのだと自覚する」ことから始めます。自分の疲れがとれるように、休みを上手に活かして気分転換を図ることです。

第二に、患者をトータルにみて理解することです。患者は末期がんで身体的な苦痛もさることながら、今後のことで不安にかられている状況です。その悩みに耳を傾けて、心に秘められたメッセージを聴き取ることなのです。

「今をわかる」ことに目覚めた加奈子さんは、ベッドサイドでじっくり傾聴を行い、患者へのタッチングを繰り返しました。すると、頻繁なナースコールの原因は、家で身の回りの世話をしていた妻が先に亡くなり、その孤独感や寂しさを“痛み”という表現で訴えていたことがわかりました。その後のケアとして、夕食後や夜にベッドサイドでの10分間の傾聴を心がけたところ、患者は安心して眠れるようになり、ナースコールの回数が減りました。
まさに患者の「把握可能感」を達成したのです。

処理可能感

加奈子さんは師長との関係にも悩んでいました。性格のきつい師長に話をするときはいつも緊張して、提案事項があってもうまく言葉が出ません。
「あのう、今度の学会で発表する事例について書いてみたので、確認してもらえますか？」
「何よこれ、こんな書き方では発表できないわよ、ちゃんと文献を調べなさい」
こんなやりとりで、いつも心がへこんでしまい、「ああ、話をしなければよかった」と、思ってしまうのです。
職場での課題を訴えても、師長はパソコンを打ちながら「どこにでもあることよ」「そんなのは、放っといたらいいのよ」などと、顔も見ないで返答していました。そんな場面に何度も遭遇した加奈子さんは、どんどんやる気を失くしていました。
ここで必要なのが、「把握可能感」に加えて「処理可能感」です。加奈子さんは、上司に対して、どのような認識をもっているでしょうか。
実は、「師長は怒りっぽい人だ」「師長は私の言うことをちゃんと聞いてくれない」と、はじめから決めてかかっていました。自分の勝手な思い込みで師長像をつくって、それに脅えていたのです。つまり、自分の認識がゆがんでいました。
そこで、「師長はもしかしたら、仕事やプライベートで心配事があったのかもしれない」「師長も大変なのかもしれない」と、考え直してみることにしました。
同僚から聞いたところでは、師長には小さな子どもがいるだけでなく、ご自身の家庭も複雑な事情があるようでした。師長も大変な思いで生きていることを知り、今まで「自分だけがつらい」「自分だけが大変な思いをしている」と思い続けていた認識を他者への思いに組み替えることができたのです。

加奈子さんはそれ以降、一緒に働くスタッフの様子に気を配るようになり、さり気なく手伝ったり、機会を見つけてお菓子を差し入れたりするようになりました。それを見た師長は「加奈子さん、何だか雰囲気が変わったわね」と、話しかけてきたのです。

「ええ、今まで自分だけがつらいと思っていたけど、みんなも同じだと思って……。師長さんもおひとついかがですか」と積極的に話しかけました。物怖じせず話しかけてくる加奈子さんに、やがて師長は親切に発表論文のアドバイスをしてくれるようになったそうです。

加奈子さんが取り組んだのは、「対応できることは何か」でした。苦手だと思っていた師長について、「把握可能感」で客観的に認識したうえで、その態度には私生活の影響があったことを推し量り、今までの認識を変えることができました。

さらには、自分の気持ちを表すことで、師長とも気持ちを近づけることが可能となりました。人は対立関係にあると、他者を批判しそこから憎悪が生まれます。歩み寄ることで、「生き方・方策」を考える力が生まれたのです。

有意味感

加奈子さんは、以前には「私なんて、絶対ナースに向いていない」「いつでも辞めてやる」「どうせ私なんか誰も必要としていない」などと、自尊心が低下していました。

そんなとき、前述のがん患者Mさんから「あなたが、この病棟にいてくれて助かった」「病気は治らないかもしれないけど、あなたが私の本当の苦しみを理解してくれた看護師さんです」と言われたことで、「私はナースを続けていいのだ」と、今の自分を認められるようになりました。マズロー心理学の「自他の承認の欲求」が充たされたのです。

自分を大事に思えるようになった加奈子さんは、次第に自己肯定感も膨らんで、積極的に末期患者のベッドサイドへ行くようになり、傾聴を心がけました。

ときどき呼吸が苦しいと訴える60歳代の肺がんの患者は、「死ぬのが怖い」と言っていました。加奈子さんはベッドサイドへ行き、呼吸介助で男性の背中をさすりながら、その思いを聴きました。患者は、幼児期に両親を事故で失っており、そのときの恐怖心がトラウマとなっていたようです。深い心の苦しみを聴くと、加奈子さんはそれを理解したことを伝え、「私も死ぬのは怖いけど、できる限り支えますから」と伝えました。加奈子さんの共感的態度によって、患者は落ち着きを取り戻しました。

患者との面談には大変な苦労がありましたが、次第に「この苦労にも意味がある」と自覚するようになります。「人生の苦労は私自身のスピリチュアリティの向上につながる」と思うようになりました。

そして、もっと心の勉強をしたいと日本スピリチュアルケア学会の指定する養成講座に入り、学びを深めました。その結果、加奈子さんはナースでありながらスピリチュアルケアの指導資格も取得し、病院でもその能力を活かして、後輩指導もできるようになりました。やがて「やりがい感」を発揮できるようになった加奈子さんは、病棟の師長にも抜擢されて、重要な任務を遂行するまでになったのです。

3

「怒り」を正しく理解する

次に取り上げるのは「怒り」への対処です。怒りは人間の本性ですし、「私は怒ったことがない」などという人は、ほとんどいないと思います。では、湧き上がる怒りに対して、私たちはどのようにとらえ、対処すればよいのでしょう。

怒りを生むストレス社会

新聞やテレビでは、毎日いろいろな事件や悲しい出来事が報道されています。凶暴事件も後を絶ちません。多くの場合、不満や怒りを誰かにぶつけたいという憎悪の想念が、その背後に隠されているように思います。世の中に個人のうっ積した「怒り」や「悲しみ」が蔓延しているようです。

不満や怒りはどんなときに起きるのでしょうか。

一歩外へ出れば、ゴミ出しの悪さ、バスや電車で並んでいると横から涼しい顔をして割り込む人、電車内で周りも気にせず大声で話す人、混雑する電車内でお構いなく化粧をする女性、平気でタバコを道に捨てる人、映画館で音を立てて物を食べる人、仕事を部下に押しつける上司、いやな上司から酒の付き合いをさせられること、逆に食事などの付き合いを全くしない人、仕事をしないくせに権利だけ主張する人、同僚にお構いなく休日をとる人、実力もないのに偉そうにする人、小さい問題をことさら大きくして騒ぐ人、苦情ばかりを連発する客、帰宅しても安らげない狭い家、車や近所の騒音、近所で飼っている犬のやかましい鳴き声、休日で寝ているのに早くから音を立てる近所の人などなど……、新聞の読者コラムには、きりがないほど日常の不満が書かれています。

怒りの煩悩は無明から生ずる

仏教では、日常生活で自分を苦しめる迷いのことを「煩悩（ぼんのう）」とし、その根本を「貪（とん）、瞋（じん）、痴（ち）、慢（まん）、疑（ぎ）、邪見（じゃけん）」の六煩悩としています。特に「貪（とん）、瞋（じん）、痴（ち）」を三毒と呼んで、諌めてきました。

「貪」とはむさぼりで、欲望そのものをいいます。「瞋」は怒りです。「痴」は真実を知ろうとしないことです。この三毒を、仏教では「無明（むみょう）」といいます。無明とはまさに、無知であり、真実が見えなくなって、迷いの中にいる心の状態です。邪心が無明の本体であって、一切の煩悩の根源に無明があると説きます。そうすると仏教の教えとしては「欲望をもたない、腹を立てない、真実を見る」ということになります。それでいいのですが、どうも苦しい気持ちが残りますね。「欲望をもたない人生なんてあるのかな？」ということです。

人間の三大欲望は「食欲、睡眠欲、性欲」です。これのどれが欠けても人間存在と存続はあり得ないのです。中道を教える仏教では、欲をなくせとまではいっておりません。「執着しないでほどほどにしましょう」「飽くことを知らない欲望はさまざまな病気や災いをもたらしますよ」ということです。

「貪」はまさに、飽くことを知らない欲望です。「ああしたい、こうしたい」という原初的な欲求から始まっていますが、度を超すと社会的な支障や問題が出てきます。もともと貪欲は個人の意識から出発していますが、集団という組織で動き出すと、そこには個人の善意は入り込めなくなり、組織圧力や組織犯罪さえ生じます。

「瞋」は怒りであり、自己中心による感情の表出です。他人だけでなく自分も傷つけます。

怒りは脳内伝達物質のコルチゾールなどを発生させ、脳の海馬を萎縮させることが医学的に解明されています。海馬が萎縮すると認知症になりやすいといわれています。怒りっぽい人は脳血管や心臓など、循環器系の病気になりやすい状況を自分でつくっているのです。

「痴」とは無明そのもの、因縁の道理を知らないことであり、自己中心のために公平正確な真実の知見がないことです。

では、企業が利潤を追求してはいけないのか、欲望はすべていけないのかというと、そうではありません。ここでも仏教は中道を説きます。中道とは偏らないことです。バランスよくほどほどにしましょうということで、白黒はっきりしなさいというのではなく、全体のバランスを図るという生き方です。欲を、大きな向上心に変換して生きることです。

密教が伝えた怒りの仏像

奈良仏教（奈良時代に発展した仏教）の仏様は、聖観音や薬師如来など、慈愛をもった仏像が多くあります。それは、当時の人々に仏の救済を説いて、生活苦の中でも心安らかに生きることが大事だと考えた聖徳太子の後ろ盾があったからです。

太子は当時の朝鮮（高句麗）から渡来していた慧慈に仏教を学び、仏教を生きる心の拠りどころとします。「日本社会事業の父」と呼ばれ、595（推古天皇3）年に四天王寺に四箇院制度を創建したとも伝わっています。その制度は受け継がれ、718（養老2）年には、具体的なケアの場として興福寺に「施薬院、悲田院」、法隆寺に「療病院、敬田院」の四箇院が建てられました。そこで病人や貧窮者は手厚くケアされたのです。

つまり、日本で最初の養老施設、ホスピスはこの時代に建てられたことになります。身体的ケアと精神的ケアが1300年も前の日本で粛々と実践されていたことの事実に、現代人は注視すべきです。

ところが平安時代になると、政権闘争や自然災害などが顕著になり、人々は安らぎが保てなくなり、社会不安が蔓延します。奈良仏教の影響を逃れるように、都は長岡京、平安京へと場所を移していきました。新しい都づくりを目指した桓武天皇は、新しい思想を求めており、そこに大陸から新しい仏教を運んできた空海や最澄がいました。彼らが伝えたのが密教です。

密教には「怒りの仏」がいます。仏様には如来、菩薩、明王（みょうおう）、天部（てんぶ）などの区分がありますが、怒りの仏とは曼荼羅（まんだら）の中に登場する明王や天部の仏たちです。具体的には、不動明王（ふどうみょうおう）、愛染明王（あいぜんみょうおう）、軍荼利明王（ぐんだりみょうおう）、降三世明王（こうざんぜみょうおう）、金剛夜叉明王（こんごうやしゃみょうおう）などであり、天部では広目天（こうもくてん）、多聞天（たもんてん）、持国天（じこくてん）、増長天（ぞうちょうてん）の四天王などです。ほかにもたくさんの怒りの仏像がもたらされて、人々は圧倒されます。

現代では当たり前のようにお寺の門番をしている仁王像（におうぞう）（金剛力士像）などは、もともとあったのではなく、空海がもたらした密教に登場するものなのです。

忿怒尊に込められた慈愛の心

忿怒尊（ふんぬそん）といわれる密教の仏像は、どうしてあんなに怖い顔をしているのでしょうか？　ここに、人間の心を悪から善に大転換する密教のワザがあります。

私たちは普通、怒りが顔に出ると、目やまゆ毛が吊り上がり、赤ら顔となって口先にも力がこもります。身体全体は緊張して固くなり、握りこぶしが振り上げられます。寺の山門などで見かける仁王像そのものです。

仁王像は門番ですから「悪い心をもつ者や悪事を働く者はここから入れないぞ」と威嚇しているようですね。その姿を見ると「ちょっと大人しくしていよう、心を清らかにしよう」と思うでしょう。

密教の忿怒尊は、そのような人の心の変化を期待しています。つまり恐ろしい形相の内側には、憎しみではなく慈愛をもっているのです。

たとえば、子どもたちが車道で遊んでいたとします。向こうからトラックが猛スピードで近づいてきますが、子どもたちは遊びに夢中になっていて、トラックに気づきません。それを見ていた大人の男性が、怖い形相をして「コラーッ！　そんなところで遊んでいないで早く道路から出ろ！」と怒鳴ります。この男性は、子どもたちを憎くて怒鳴ったのではありません。生命が危ないと子どもを思う愛情から怒鳴ったのです。

密教の忿怒尊のお姿は、同じように衆生（人間）に対する慈愛の表現なのです。私たちはときどき、悪の想念にさいなまれ、本来の善なる自己を失ってしまいます。ですから、その生き方を自覚させるべく身体表現をもって教え諭すことが目的なのです。

つまり、私たちはたとえ怒りを抱いたとしても、忿怒尊のように心の中に慈愛をもつことはできるともいえるでしょう。

ところで、密教の曼荼羅図（まんだらず）では、さまざまな仏の配置によって真理を伝えようとします。すべての宇宙の真理を顕す中心は大日如来（だいにちにょらい）のいのちそのものであり、仏像のすべてはこの大日如来の化身とされています。変化する仏の姿を理解する考えの一つに、「法身（ほっしん）」「報身（ほうしん）」「応身（おうじん）」の三身仏があります。

法身とは、宇宙そのものの真理を意味します。したがって法身大日如来というと、宇宙そのものが法身仏であるという考えです。報身とは、修行という実践によって成った仏で、阿弥陀如来（あみだにょらい）などです。応身とは、教えを現実的に実践した釈迦牟尼仏（しゃかむにぶつ）（お釈迦様）を意味します。チベット密教では高僧（ラマ）もこの応身仏、活仏として信奉されます。仏教がインドから大陸を通じて伝播する過程で、たくさんの仏像を説明するためにいろいろな解釈が生まれました。

怒りや無明を克服する

忿怒尊に見習うような解決の仕方もありますが、現実の私たちが怒りを克服するには、まず自分を直視することから始めます。自分の顕在意識を冷静に見ることが肝心です。これは最近のマインドフルネスの瞑想でも有効です。

怒りや悲しみ、煩悩などの無明の背景として、私たちは自分の経験を土台にしてつくったストーリーを信じていることを知りましょう。仏教の心理学である「唯識学（ゆいしき）」では、すべて自分の心が世界をつくり出すとして、その執着を手放すことを「空」や「無我」という言葉で表現しました。「三つ子の魂百まで」ということわざがありますが、これは幼児期の経験や体験が人の生涯にわたって影響することを意味しています。

人は生まれ育った環境でさまざまな体験をします。悲しみや負の感情の多くは、過去のネガティブな出来事の記憶が要因となっており、成人しても、同じような体験が訪れたときにネガティブ思考が出てきます。一方、怖れの感情の多くは、将来においてどうなるだろうかという未来に関係することが作用しているようです。

私たちの「自分のもの」あるいは「自分自身に関係すること」などの所有感も、思い込みによって生じますが、思い込みは真実ではないのです。同様に、「私が○○を信じている」という信念の中にも、真実でない思い込みが入っています。生まれてから今日までのさまざまな体験によって蓄積された認識によって、日常のあらゆる認知と判断はゆがんでいるともいえます。

物語には、ストーリー性とナラティブ性の２つの種類があります。

ストーリーが、すでに「つくられた物語」であるとするならば、ナラティブは「もの語る行為」のことです。語るとは、自分の過去の思い出や体験に意味づけして目的意識をもって言語化しようとするプロセスです。

過去の事実を変えることはできません。ですが、怒りのストーリーを書き換えて、「私は過去の経験からこのように意味づけします」「その体験を通じて、今後はこんな生き方ができるかもしれない」と、正直で内面的な自己をナラティブに語ることによって、自分の感情や意識を修正したり発展させたりすることができるのです。このように思い切って物語を変える、認知のゆがみを修正して無明を克服するには、密教の「煩悩即菩提」の智慧が役立ちます。これは、生きるうえで生じる悩みや煩悩こそが悟りを目指す種であり、煩悩が悟りにつながるという考えです。

また、これに共通する論理療法については、part 2 で川畑のぶこ氏が詳しく述べていますので、そちらを参照ください。

4

仏教が説くもの

2500年にわたり伝えられてきた仏教には、私たちが生きるうえでのヒントが数多く込められています。ここではそれらをひも解いてみましょう。

苦悩の克服と八正(聖)道

仏教を開いた釈尊（ゴータマ・シッダルダ、以下ブッダ）は、どんな人間でも避けて通れない「生・老・病・死」の四苦を克服する道を教えました。また、すべての関係性を解き明かす「縁起（えんぎ）」の教えも説きました。

縁起とは、サンスクリット語でプラティィットヤ・サムトパーダ（pratītya-samutpāda）といい、縁起によって生じたものを縁生（えんしょう）といいます。現象的存在が相互に依存し合って生じていることで、「諸の因縁によって生じたこと、因縁によって現れるもの」という解釈もあります。縁には「あらゆる条件」という意味もありますから、縁起とは「すべての現象は、無数の原因（因；hetu）や条件（縁；pratyaya）が相互に関係し合って成立しているものであり、独自自存のものではなく、諸条件や原因がなくなれば、結果（果；phala）もおのずからなくなる」ということです。

人間の苦しみにつながるさまざまな体験や経験も、縁によるものです。ブッダは苦しみ（ドュッカ；dukkha＝思い通りにならないこと）をどのように解決するかという生き方を教え、生きる覚悟を諭しました。

人生の苦しみを直視し、ありのままの自分をみつめ、物事の真理を

表12 ◆ 四諦

苦諦(くたい)	四苦（生、老、病、死）による自分のありようを客観的に理解すること
集諦(じったい)	苦悩の洞察であり、自己の在性あるいは人生の意味や価値について深い思索をめぐらすこと
滅諦(めったい)	苦悩克服の方向性を見つける（苦しみをどのようにしたら乗り越えられるかを思う）こと
道諦(どうたい)	解脱への道である八正道を実践することであり、苦を超越して、悟りに至るための具体的な実践方法を把握すること

つかみ、安らぎの境地を獲得して悟りの境地に至る道が、「四諦八正（聖）道(したいはっしょうどう)」です。

四諦（表12）の「諦」は、サンスクリット語でサトヤ（satya，tattva）といいます。「明らかにみること」「ものごとの実体を正しく把握すること」であり、伝統的には「苦を脱した至上の幸福、解脱」を表す言葉で、「真理、真実」の意味があります。

四諦の洞察は「なぜ私は、誰々を両親としてこの世に生まれたのか」「自分が病気になること、歳をとることにはどんな意味があるのか」「自分の死とは何か」「死ぬまでにやっておきたいことは何か」などと、思惟することです。物事を正しく純粋に判断できれば、いつでも生死を手放せるのです。

八正道は、八聖道とも表現しますが、正か不正かという二極性ではありません。大自然のように、「偏らない中道の精神」「慈愛の具現」「社会の安定調和」を目指す生き方で、仏教の修行の基本ともいえるものです。だからこそ、インドからアジアの国々を通って、はるばる日本まで伝わったといえましょう。どの宗旨宗派であっても、仏教である限り、八正道は最も重視されています。

心の平安をつくる八正(聖)道

八正道は戒律ではなく、スピリチュアリティを高める実践的徳目です。そのような観点から一つひとつをみていきましょう（表13）。

表13 八正道

正見（しょうけん）	心の目で見ること。自分中心ではなく、清らかな素直なまなざしで物事を観察すること。この反対を「偏見」「邪見」という。第三者的な冷静さが必要。
正思（しょうし）	相手を思いやれるような丸くて大きな心。一人よがりの偏った思いではなく、相手の立場や存在を気づかった心のこと。思いやり。
正語（しょうご）	愛のある言葉がけのことで、「愛語（あいご）」ともいう。言葉は言霊ともいうように、大きなパワーをもつ。親愛の情をもって伝える言葉は、相手に勇気と生きる力をもたらし、愛語は自分にも大きな自信をもたらす。やさしい言葉がけ。
正業（しょうごう）	誠意をもって目の前の仕事をすること。互いに足りないものを補い合って他者を活かす行為を意味する。社会の平和や調和を建設するために自分の身心を活用すること。
正命（しょうみょう）	自らの身心の命を活かすこと。具体的には、行動を左右する自己の短所を修正し、長所を伸ばして、周りとの調和を目指した生き方をすること。
正精進（しょうしょうじん）	努力することであり、自利利他（じりりた）という、自分を高め他者を活かす行為。結果がよければすべてよしではなく、人間関係や職場などでの具体的な行動の積み重ねを大切にすること。
正念（しょうねん）	行動する前の強い意思決定であり、正しく念ずることが大切となる。相手の幸せを祈ることのできる自分になることが大事であり、間違っても呪ってはいけない。正念の反対は「邪念」。マインドフルネスはこの言葉を引用している。
正定（しょうじょう）	反省や修正の作業のこと。瞑想のような状態で私心を離れ、善なる偏らない中道の尺度をもって、自己の思いと行為を前の7つの徳目に当てはめてみること。

仏教の教えの根底にあるのは、八正道の最後にある「正定」という瞑想です。「正見」から「正念」までの７つの項目に照らし合わせ（観察と洞察）、そこでわかってきたことやみえてきた真実を、静かに自分自身に問いかけるという「心のセルフチェック」を行います。そうすることで、解決の手立てが具体的にみえてきます。人生の課題を解決するときの基本的なバロメーターともなるものです。

前述の SOC の機能を仏教の八聖道に当てはめてみると、「把握可能感」は「正見、正思、正語」、「処理可能感」は「正業、正命」、「有意味感」は「正精進、正念」です。そして、これらを統合する瞑想法が「正定」なのです。

「正定」とは瞑想をすること

「定」は「禅定（ぜんじょう）」のことです。サンスクリット語で「dyanā；ジャーナ」といい、「思慮する」「深く思い到る」「おもんぱかる」というような自分の心をみつめる意味があり、瞑想を指します。さらに瞑想が深まると、三昧（さんまい）「samādhi；サマーディ」（密教では三摩耶）という静かで歓びに満ちた境地に入ることができるようになり、絶対的な安心感が訪れます。

前述の７つの徳目の瞑想は、すべて「自分の心の観察・洞察」であり、スピリチュアリティの向上を目指す具体的な作業です。

日常の暮らしの中で自分の思いや行動を振り返って、①どのように物事をみたか、②どのように感じ、思ったか、③どのように語ったか、どのような心の動きをしたか。それに対して、④どれほど誠実に仕事をしたか、⑤自分の心の長所と短所をどのようにとらえたか、⑥しっかり目的意識をもったか、そして、⑦どのように念じたか、祈ったか。この７つの視点で「現在の私の心」を観ていくことです。

最終的には、苦しい思いやストレスとなるネガティブな想念を修正して捨てます。思い切って捨てることによって、新たな気持ちで歩き出せるのです。そのことを仏教では「諦観」といいます。

ブッダの瞑想の根本は、この八正道の実践にあります。仏教のいかなる宗派もこの四諦八正道を基本としているのはいうまでもありません。仏典では、その八正道から三十七の道（三十七道品）と十二因縁の解脱法、涅槃（さとり）への階梯が詳しく説かれています。

心をみる仏教心理学

ここで仏教心理学の話をしましょう。仏教では、心や思うことを「意」と表現することが多いようです。「意」とは意識で感ずることであり、心のアンテナを研ぎ澄まして、あらゆることを認識する出発点になります。

意識とは、『医学大辞典』（南山堂）によれば「自分自身や外界の状態を認識し、これらの情報を統合して用いることに関連した精神活動」と定義されています。

意識の解明は、仏教では「唯識学（ゆいしき）」の領域です。この学問は1600年前にインドのヴァスバンドウ（世親）という人が、仏教の心理学として探求を始めたものです。唯識学では、心の存在を「主体的側面」と「作用的側面」に分けて説明します。「識」の語源は、梵語でビジャーラ（vijnana）といい、「了別」「知る」「見分ける」「理解する」という意味や心理的活動のことです。

ちょっと難しい話になりますので、図で考えてみましょう。まず、心には「眼識（げんしき）、耳識（にしき）、鼻識（びしき）、舌識（ぜっしき）、身識（しんしき）」の五官（五識）があります。意識（六識）は、これら五識に伴う記憶や想像、連想や推量を行うと同時に、五識に関係なくすべての事物を自由に想像したり、考えたりする機能をもち、常にマナ識（七識）の介入を受けています。マナ識は寝ていても起きていても、自我に対して執拗にわき起こってきます。そ

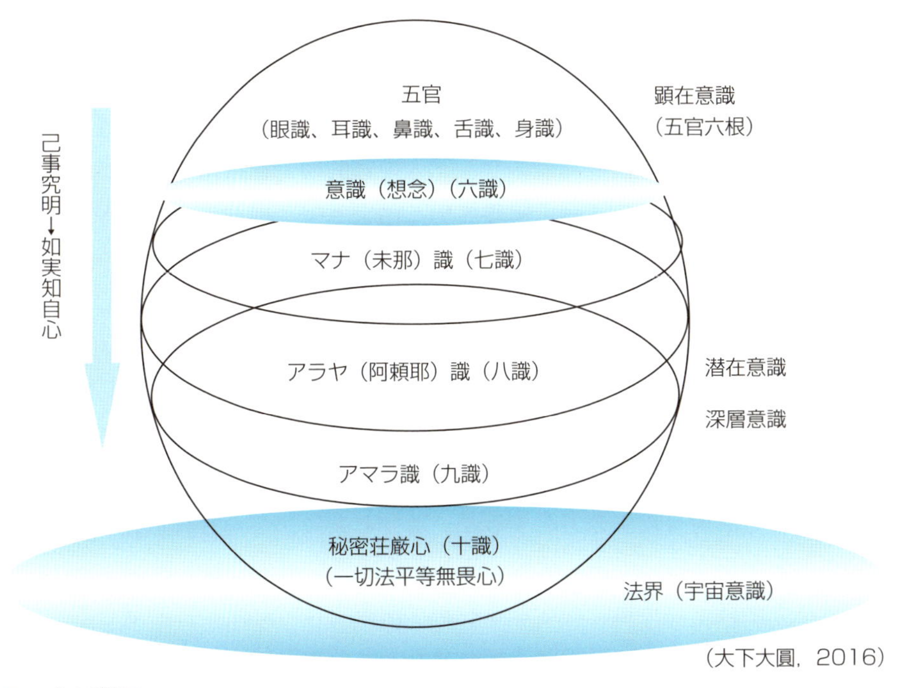

図 心の構造図

して、これらの七識に加えて、最も根源的な意識がアラヤ識（八識）です。主体的側面である心王（心の本体ともいうべきもの）といえます。

頼耶（らや）とは内なる宝物を指します。蔵の意味があるので蔵識とも訳され、「一切のものの種子を納め保持し、あらゆる識を生み出すもの」と説明されます。ヒマラヤ山のラヤも雪の蔵を意味する言葉なのです。チベットの地下鉱脈には、多くの宝となる鉱物が埋蔵されており、文字通り「蔵」なのです。このアラヤ識は、心理学的な言葉で表現するならば、人の表面的な意識に対して、潜在意識、深層意識の部分を意味します。のちに華厳経や密教経典によって、深層意識は九識の「アマラ識」、十識の「秘密荘厳心」などに展開されていきます。

仏教では2500年もの間、自分の宝物がたくさん入っている深層意識を、瞑想によって探り当てようとしてきました。これを「己事究明（こじきゅうめい）」

といいます。自己とは何者かと探求するアラヤ識には「自己の生命と自然界とを維持せしめる基体」「自我意識の対象」「前世の行為の結果」という３つの機能が考えられています。

アラヤ識は人間の根源であり、個人の質的向上を目指すものと位置づけられています。さらに輪廻思想と相まって、前世の記憶を保持する機能が想定されているとされます。

このように、自分の顕在意識（五官）を研ぎ澄まし、心を調整して、潜在意識の働きを明瞭にしていくと、最後は究極の安心、安寧の境地、つまり悟りに至る道に到達します。これが仏教瞑想なのです。

生まれてからの後天的知識だけで生きようとすると限界にぶち当たり、生きにくい自分でしかありませんが、自己の潜在意識という宝物（仏性）を活用した生き方をすると、随分と楽に、しかも有意義で快適な人生を歩めるのです。仏教はそれを教えているのです。

アラヤ識という根源的なこころが、密教では「心大」に発展しています。心大とは、物質的機能をもつ五大と非物質的機能をもつ五大を包摂して、そこから躍動的に宇宙性を目指し、拡張する意識（スピリチュアリティ）のことです。

仏教の目指す自他のケアの究極的目標は、生、老、病、死の苦しみを乗り越えて、宇宙性と同じエネルギーを自覚することによって、絶対安心の「悟り」という宇宙的なたましいに合一する営みなのです。

そのことを仏教の用語で「一切法平等無畏心」といいます。これは空海が伝えた真言密教の教えです。

心をクリエイティブにする6+4の実践法

仏教では、心の奥底、つまり前述のアラヤ識に到達できるように心を浄化する方法として六波羅密を説きます。前出の八正道が自利行を重視するものであるならば、この六波羅蜜は利他行を重んじた内容で、相互扶助的な社会性を実践するものです。具体的に説明しましょう（表14）。

表14 ◆ 六波羅蜜

布施（ふせ）(dāna)	本来は自分のものを他人に施すこと。「あげる私と、もらう貴方と、あげもらうもの」が空性（＝とらわれがない清浄性）であることを善しとする、「三輪空寂（さんりんくうじゃく）の施」という原則がある。見返りを求めた施しではなく、そのものも清らかであり、いただくほうも清らかな気持ちであることが大事であるということ。実際には検証は難しいので、「与えても報いを求めない心」が布施の精神として珍重されてきた。在家の方が僧侶などに金品を施すことを財施（ざいせ）といい、それに対して僧などが在家信者に教えや安心を施すことを法施（ほうせ）、無畏施（むいせ）などと呼んで相互の交流を大事にした。
持戒（じかい）(śila)	本来、戒律を守ることを意味する。持とは保持することであり、一過性ではなく永い時間にわたって戒を守ることをいう。現代的に考えれば、法律を守り、約束事を守り、節度と誠意ある行動をとること。
忍辱（にんにく）(kśānti)	辱めに対して耐える心。嫌なこと、つらいこと、険しい道、人がいじめるなど、人生の困難、苦悩に対して、自他を分けることはできないという「無分別知（むふんべつち）」という認識で見直し、赦す心もつこと。
精進（しょうじん）(virya)	そのままで努力を惜しまないこと。これも一過性ではなく、永き時間を費やして自己を研鑽することの重要性を示す。職業、学業、私生活のどのような道であっても、たゆまぬ努力が実を結ぶことは自明である。
禅定（ぜんじょう）(dyāna)	瞑想をすること。前出の八正道の中にある正定がそれにあたる。
智慧（ちえ）(panñā)	般若（はんにゃ）で悟りを完成させること。現代的にいえば英知を働かせること。

表15 四摂法

布施（ふせ） (dāna)	心をこめて施すこと（六波羅蜜のものと同じ意味）
愛語（あいご） (priyavacana)	慈愛ある言葉を心がけること
利行（りぎょう） (artha-caryā)	他者のために身と口と心をはたらかせて活動すること
同事（どうじ） (samā-nārtha)	他者と協同すること。今でいうコラボレーション

六波羅蜜は大乗仏教では大変重視されて、僧俗一体となった仏道修行の徳目となっています。さらに「四摂法（ししょうぼう）」という徳目もあります（表15）。

このような徳目は、頭では理解できても、自己主張を優先して生きている現代人が実践するのは難しいかもしれません。しかし、人類の英知として実践され、人々を幸福に導いた教えですから、心のどこかに留めておくと、いつかそれらしき行動ができるものです。今、これを読んだあなたの潜在意識にインプットされたのですから、大地に種を蒔いたように、いつかは芽が出ることを期待します。

密教のすぐれワザ「瑜伽行」

仏教の中でも空海が説いた真言密教には、現実的な解釈と実践方法が数多くあります。それが瑜伽行（ゆがぎょう）です。ここでは「三密行（さんみつぎょう）」と「三密加持（さんみつかじ）」をご紹介しましょう。

三密とは身密、語密、心密（身密、口密、意密）で、身体と言葉と精神作用を統合して修行することが三密行です。この行を通じて到達する目標が「即身成仏」です。即身成仏に至るまでの修行の総称を三密加持といいます。

また、密教には「三摩耶戒」という独自の戒の教えがあります。サンマヤとは、サンスクリット語で瞑想的な静慮、普遍的な心境を意味する言葉で、即身成仏を目指すことです。

即身成仏とは、インドで大乗仏教を展開したナーガールジュナ（龍樹菩薩）が著したという『菩提心論』にある言葉で、密教の中心的な教えとされています。そこには「父母から生まれた肉身のままで、速やかに大いなる仏の境地を得ること」が説かれています。肉体のニーズを否定しないことが密教ですが、それは近代の人間性心理学を説いたマズロー（Maslow AH）の見解にも通じるものがあります。

「欲望を悟りの力にすること」は一般的に難しい考え方ですが、西洋から入ってきた心理学と対比しながら考えてみましょう。

マズローは、人が生きていくうえで必要となる欲求（ニーズ）の階段説で、①生理的欲求（physiological need）、②安全の欲求（safety need）、③所属と愛の欲求（social need/love and belonging）、④承認の欲求（esteem）、⑤自己実現の欲求（self actualization）、⑥自己超越者（transcenders）を解き明かしています。

本能的、生理的な欲求が充たされた後、順々に欲求は上昇し、最後はスピリチュアルな世界にまで向上する人格変容のプロセスです。欲求を否定すれば、人間存在はなくなります。マズローが最終ゴールに据えたトランスパーソナルな自己超越者こそは、密教の目指した成仏と同じことなのです。

もともと仏教の意味するところは「仏に成る教え」であり、成仏を目的としています。密教はそこに注目し、「永い長い修行を経て仏になる」のではなく、この身をもって「生きているうちに仏になる」ことを教えているのです。

5

幸福に生きるということ

人生に艱難辛苦は付きものです。本章の冒頭で登場した加奈子さんのように、誰もがはじめは自分に襲いかかってくる苦悩を避けたいと思います。しかし、避けられない課題があるのが人間生活です。

ここでは、課題を乗り越えて「幸福に生きること」を考えてみましょう。

幸せ感は「量」より「質」

幸せとは、ずばり、心の豊かさと関係しています。「幸せとは心が豊かであること」です。第二次世界大戦後の日本は、ひたすらGDP（国内総生産）やGNP（国民総生産）の向上を目指してきました。経済成長は、「物質的な豊かさ」を実現し、生活水準の向上をもたらしました。

しかし今、多くの人は物質的・量的な豊かさが必ずしも暮らしや心を豊かにするものではないと気づき始めています。生活するうえでの本当の豊かさを求め始めています。GDPが増えても、日本人の生活満足度は50年間も横ばい状態なのです。

そんな中、注目されているのがブータンの幸福論です。ブータンは皇室の眞子様も訪れて「幸せの国」が大きくクローズアップされました。

ブータン王国は、チベット密教を国の柱にしています。「幸せの国」ブータンは、「国民総幸福量（Gross National Happiness ; GNH）は、国民総生産よりも重要である」という発言から生まれたようです。これは、単に経済開発国を目指すのではなく、国民の幸せを増やすことを国の使命としようというもので、GNP を重視してきた先進国に、大きなメッセージを投げかけました。

ブータンが提唱した GNH には 4 つの目標があります。①健全な経済成長と開発、②環境保全と持続的な利用、③文化、宗教の保護と振興、④よい統合です。

2006 年の「世界幸福度指数」[14]では、何とブータンは第 8 位にランクされています。日本は 90 位ですから、国民の幸福度は、経済大国の日本よりもずっと高いのです。

つまり、人々の幸福感と経済社会とは必ずしも一致していないということです。幸せ感は、社会の現象と無関係ではないのですが、実はそれぞれの心の中にあって、その心のあり方に影響されています。そして、日常の生き方に直結します。

本当の幸せ感は、「いかに多く」という量から、「いかに良質な」という質への価値観の転換を意味しています。量から質への転換を示す用語として、クオリティ・オブ・ライフ（quality of life ; QOL）が一般に広く知られるようになりました。その QOL を構成する要素には、「健康、活動性、自由、安全、新奇さ、地位、社交性、豊かさ、食料、睡眠、住居」などが含まれるとする説もあります[15]。

QOL の必要性はひしひしと感じていても、現実的に日常の生活で具体化するのは簡単ではありません。生き方まで変えることは、それなりにエネルギーが必要だからです。

私たちは、健康なときは日常生活という現実に翻弄されています。しかし、健康が阻害され、障害を抱えたり病気になったりしたときに初めて、「良質な生き方」とは一体どういうことかと考えます。つまり、「well being（ウェルビーイング）」こそが、幸せの鍵となるのです。

幸せをつかむための4つの因子

近年、ウェルビーイングや幸福観についての研究や論評も多くなっています。社会学や心理学だけでなく、珍しいところではシステム工学の領域の人々が盛んにこの研究を進めています。

「幸せのメカニズム」について、心的特性29項目、87個の質問で1500人を対象に調査し因子分析した慶應義塾大学大学院・前野隆司氏の研究では、**表16**に示す4つの因子を提示しています[16)]。それぞれに具体的な気持ちや考え方が記されていますので、自分に当てはめて振り返ってみましょう。

表16 幸せのメカニズムに関係する4つの因子

○**「やってみよう！」因子：自己実現と成長の因子** ・コンピテンス（私は有能である） ・社会の要請（私は社会の要請に応えている） ・個人的成長（私のこれまでの人生は、変化、学習、成長に満ちていた） ・自己実現（今の自分は「本当になりたかった自分」である）
○**「ありがとう！」因子：つながりと感謝の因子** ・人を喜ばせる（人の喜ぶ顔が見たい） ・愛情（私を大切に思ってくれる人たちがいる） ・感謝（私は、人生において感謝することがたくさんある） ・親切（私は日々の生活において、他者に親切にし、手助けしたいと思っている）
○**「なんとかなる！」因子：前向きと楽観の因子** ・楽観性（私はものごとが思い通りにいくと思う） ・気持ちの切り替え（私は学校や仕事での失敗や不安な感情をあまり引きずらない） ・積極的な他者関係（私は他者との近しい関係を維持することができる） ・自己受容（自分は人生で多くのことを達成してきた）
○**「あなたらしく！」因子：独立とマイペースの因子** ・社会的比較志向のなさ（私は自分のすることと他者がすることをあまり比較しない） ・制約の知覚のなさ（私に何ができて何ができないかは外部の制約のせいではない） ・自己概念の明確傾向（自分自身についての信念はあまり変化しない） ・最大効果の追求（テレビを見るときはあまり頻繁にチャンネルを切り替えない）

（前野隆司（2013）幸せのメカニズム，講談社現代新書，p.105-110より抜粋して引用）

表17 ◆ 幸せ社会をつくるための心得

①さまざまな課題を解決するためのアイデアを出し合う
②それを多様な人間から成るグループで語り合って解決の糸口を見つける
③さまざまな提案の話し合いにはネガティブ感情より健全思考を重視する
④批判や対立を恐れず、独自の創造性や活用法（イノベーション）を重視する

表18 ◆ 幸せ感を創出する5つのウェルビーイング：PERMA（パーマ）

①**P**ositive Emotion	：ポジティブ感情（主観的喜び、愛情を大切にする）
②**E**ngagement	：エンゲージメント（何かに関与したり、没頭したりすること）
③**R**elationships	：関係性（誰かとのつながりを大切にすること）
④**M**eaning	：意味・意義（自分の生き方に意味をもち、歴史・論理・公平・一貫を大切にすること）
⑤**A**chievement	：達成（成し遂げることを大きな目的とする生き方）

（マーティン・セリグマン著／宇野カオリ監訳（2014）：ポジティブ心理学の挑戦："幸福"から"持続的幸福"へ．ディスカヴァー・トゥエンティワン．p. 33–42 より作成）

幸せは待っていても訪れません。自分がつくり出すものです。

今、仕事や社会やボランティアなどで、グループで活動することはますます多くなっています。前野氏の「4つの因子」を参考にして、私なりに現実的な幸せ社会を創造し提案するなら、**表17**のようになります。

また、幸せ感をつくり出す5つの要素をまとめた「PERMA」という考え方もあります（**表18**）。

つながり意識で健全思考が強くなる

仏教では、「自利利他」を強調します。それは自分のポテンシャルを引き上げ、他者とともにつくり上げていく生き方です。つながり意識や関係性の「縁起」の理念が健全思考を後押しします。

「縁（えん、えにし）」という関係性を表す用語は、縁起として前述しました（p.124）。この言葉は、多くのアジア人が日常的に使っている言葉です。「ご縁がありますね」「……のご縁によって」などと使われますが、このとき実は人々の心情やスピリチュアリティが、ときに内在的に、ときには全体として躍動的に動いています。スピリチュアリティとは、ダイナミックな“いのちの活動性”や“絆、関係性”を意味します。

人が自己のスピリチュアリティに気づき、他者や環境との調和を図りながら、成熟して宇宙的生命に融合しようとする営みは、健康生成でありウェルビーイングそのものです。これは、病気や障害、人生の課題に直面したときにだけスピリチュアリティが働くということではなく、人間存在そのものにスピリチュアリティが内在し、成長し続けることを意味しています。

縁生を「自縁、他縁、法縁」という３つの構造でとらえることもできます。具体的には、自分の小さな自我のありようを洞察する「自縁」、両親や家族、友人、知人などとの関係を洞察する「他縁」、自己他者を超えた大いなる存在との一体性を洞察する「法縁」によって、ストレスを克服してウェルビーイングな自分を取り戻せるのです。

アドラー心理学と仏教をつなぐ「共通感覚」

フロイトやユングと並ぶ西洋の深層心理学者であるアドラー（Adler A）の提唱した個人心理学は、仏教との親和性があります。特に「共同体感覚」「共通感覚（common sense）」は、仏教の縁生理論に近く、東洋的なニュアンスを感じます。この紙面でアドラー心理学のすべてを語ることは到底できませんが、かいつまんで幸福をつかむヒントを得たいと思います。

アドラー心理学では、自己のコンプレックスを克服する思考には、個の存在でなく全体的なつながりを感じる「共通感覚」が有用としています。「自分はダメだ、劣っている、何をやってもうまくいかない」などと、自己卑下や自分の中に閉じこもることを「劣等コンプレックス（inferiority complex）」といいますが、劣等感というよりは心の奥底に凝り固まったものですから、前述の仏教心理学の唯識では「マナ識」に相当し（p.129）、すなわち根本煩悩であり無明であるといえます。

仏教では、自分の生育暦を客観的な視座で（瞑想などで）観察し洞察することで、このマナ識を克服できるとしています。人間は一人ではなく、家族や知人など多くの人とのご縁でつながり合っているのであるから、そういう人々の力を借りながら人生修行をすることだと自覚する健全思考です。

アドラー心理学でも、健全な自我と不健全な自我の違いを認識し、「健全な個人・自我を育成・再育成する心」を目指し、「全体としての個人は、相対的マイナスから相対的プラスに向かって行動する」ことを重視しました[17)]。アドラーの「優越性への努力」という用語が、マズロー心理学では「自己成長欲求」「成長への動因、衝動」という用語に発展するのは興味深いですね。

人間は自己にこだわり、その自我意識が他者との対立構造を生んでいます。仏教ではすべての法則・真理に自我が入り込む余地はなく、もともと自我そのものも「空性」であることを「諸法無我（しょほうむが）」という言葉で表します。これが健全思考です。

アドラーは、最終的に人間は宇宙と一体になるというつながり意識を重視します。この思考は、驚くほど仏教の縁起の法則と似ています。これらの健全なる思考をもって「自利利他行」を実践することが、現代の幸福思考であり実践力なのです。

慈悲の実践で幸福を得る

「自利利他」は仏教用語ですが、実践的な言葉でもあります。自利（サンスクリット語で atma-hita）と利他（para-hita）は、初期仏教よりは東アジア、中国、日本で栄えた大乗仏教で重視された用語です[18]。自分を利し、他者を利することです。

また、自利利他の精神をもってケアを行う際の重要な心構えに、「四(し)無量心(むりょうしん)」があります。四無量心は「慈（いつくしみ）」「悲（あわれみ）」「喜（よろこび）」「捨（執着しない平らかな心）」です。具体的には、表 19 の通りです[19]。

仏教では、これらの瞑想的心境と具体的な実践を積み重ねることで、自心を平安に保ち、幸せを日常に創出できると教えました。

具体的な実践については次項で詳しく述べますが、この慈悲の心を健全思考につなげて広げようとしたのが、仏教であり密教です。密教的な生き方とは、今の苦しみをあからさまに否定しないで、むしろその苦しみを認めつつ、そこから前向きに「輝いて生きること」を教えています。

表 19 四無量心

慈無量心(じむりょうしん) （maitriappaman̄n̄āyo）	生きとし生けるものに楽を与えること（父性原理＝与楽）
悲無量心(ひむりょうしん) （karuṅāappaman̄n̄āyo）	相手に共感し、苦を抜くこと（母性原理＝抜苦）
喜無量心(きむりょうしん) （muditaappaman̄n̄āyo）	他者の楽を喜べること（自己のいのちに感謝）
捨無量心(しゃむりょうしん) （upekṡāappaman̄n̄āyo）	愛憎親怨の心がなく、心が平等・平安であること（無我）

ブッダは、涅槃に入る（入滅）前には腹痛などの病気を患っており、死の原因になったのは鍛冶工チュンダの施食した毒キノコだったと伝わっています。「自分の差し上げた食事でブッダを死に追いやってしまう」と後悔するチュンダのために、ブッダは弟子たちを集めてチュンダを決して責めないよう伝え、チュンダのよいところを褒めて後悔しないようにと諭したのです。これこそ究極の慈悲心です。たとえ自分を害する関係性でも、恨みや怒りを生ずるのではなく、それをきっかけとして大いなる慈愛の心をもつことが、スピリチュアルな向上につながることを教えています。

SOCを高め、慈悲の心を創出するには、心と身体の統合を図る心身一如の生き方を実践することです。ストレスが一杯になったとき、まずは仏語を頼り、「私は慈悲の心で、自分を充たすのだ」と3回繰り返してください。「～ねばならない」ではなく、「～そうなったらいいなあ」くらいの健全思考でいきましょう。きっと青空のようなさわやかな気持ちがよみがえります。

6 身体をほぐすレッスン

ここでは、五感を使い、身体と向き合うレッスンをいくつかご紹介しましょう。

基本のレッスン

人は、悩んだり困ったりすると、「頭を抱え込む」という動作をします。思考が続かなくなり、頭が呆然とするからでしょう。こんなときこそ、「心身一如(しんしんいちにょ)」で身体と心のバランスを図ることです。特に身体をゆるめることが大切です。私の主催する臨床瞑想法教育研究所の研修でも、瞑想の前に必ずこのエクササイズを取り入れています。

では、早速やってみましょう。

立つ

まず、素直に両足で自然に立ってください。

立ち上がったときに、足裏に意識をもっていき「ああ、自分は今２本の足で大地を踏みしめている」と感じてください。どうですか？それまで何とはなしに、立ったり座ったりしていた自分が、「立っているありのままの自分」を意識していませんか。

これは、マインドフルネス瞑想でも特徴づけられる「今の心」です。そこに立っているのはまぎれもないあなた自身であり、「私が立っている」のです。

身体を揺らす

立つことを意識したら、次に身体を揺すってみましょう。初めは動きたいように前後、左右、上下にくねらせてみると、あまり動きがよくない方向、痛みを感じる方向、スムーズに動けない自分など、抵抗を感じます。その抵抗感覚が大事です。「自分の思うように動けない自分の身体」を意識すると、身体に対する愛着感が出てきます。最終的にはこの愛着感も捨てることが目標ですが、初めはそうならなくてもいいのです。自分の身体をいたわってください。

次に、全身の力を抜いて、上下運動として軽い跳躍を１分程度繰り返します。このときに脳の働きに注目してみましょう。脳(脳機能)は、身体が地軸に対して、規則正しく上下に動いていることを確認します。運動に慣れたら、眼を閉じて行ってみてください。視覚が閉ざされると途端に脳は危険信号を発して、バランスをとろうとします。つまり、運動や姿勢は脳が慎重に制御していることがわかります。

また、「デンデン太鼓」のように身体をひねり、両手を大きく振ってみてください。このとき、手を振るというよりは、肩を前後に振るといったほうが正確かもしれません。手を振るという意識が入ると、手に緊張感が残ります。完全に両腕の緊張を抜いて、肩を軸に動かすことによって、手が勝手に振られてブランブランとなるのです。肩の動きに連動して両手が自然に従うのを感じてください。

寝そべる

仰向けになり、手足を伸ばして静かな気持ちをつくります。手の平を上に向けて、腕の脇を少し開けて、リンパの流れをよくします。足も自然体で少し広げてもよいでしょう。これをヨーガではシャバーアーサナ（屍(かばね)のポーズ）といいます。「今、私は完全に身体の力を抜いて寝ている」と意識してください。

大切なのは呼吸です。「今の自分はどんな呼吸をしているかな」と自分に確かめるように、呼吸の流れを感じます。呼吸法を実施するために、まず大きく息を吐きます。口から細く長く、遠くに飛ばす感覚でどんどん吐いていきます。口から吐いて鼻から吸う深い呼吸を7〜10回ほど行います。これによって、副交感神経が有意になり、穏やかな感覚が出てきます（回数には個人差があります）。

穏やかな気持ちが現れたら、今度は鼻だけの自然な呼吸に戻ります。

次に、吐く息に伴って、頭から足までを順番にゆるめていきます。頭→額→眼球→鼻→頬→口→顎→首→右肩→左肩→両腕→胸→腹→背中→腰→右足→左足の順にゆるめます。

身体を意識しつつゆるめる呼吸を終えて、自己の内面世界を意識します。このとき、身体的な反応と精神的な感覚を別々に観察してみてください。きっと、起きて動き回っていた自分との大きな違いを感じていることでしょう。

このまま眠ってしまっても構いません。それはあなたの身体が睡眠を要求するほどに疲れているのです。

声を出す

ストレス発散に声を出すことは「感情表出」になり、とてもよいことです。合唱やカラオケで思いっきり歌うとスカッとする人も多いと思います。カラオケでは、自分で歌うだけでなく、他人がいて拍手もあると、なおのこと嬉しいものです。自分1人でできるような、お風呂での発声練習などもストレス緩和になります。

もっと高尚な手段としては、「お経を唱える」ことをおすすめします。ストレスを光に替える力があるためです。

もともと、お経はブッダの言葉や教えを記録したものです。インドから中国大陸と朝鮮半島を経て日本へ伝わってくるまでに、いろいろ編纂されました。短いお経はダラニ（陀羅尼）や真言（マントラ）といいます。お経や真言、ダラニをお唱えすること自体に、エネルギーを高め、分かち合う効果があります。念仏とは仏を観念することであり、ブッダの姿や真理などに心を集中してよく考えることです。さらに、できればお経に書かれた内容を理解して、日常生活に役立つように実践することが重要であることは言うまでもありません。

声明（しょうみょう）や梵唄（ぼんばい）はもっぱら修行した僧侶が唱えましたが、一般の在家信者がお遍路しながら唱えたものには御詠歌（ごえいか）があります。御詠歌も、仏教の教えや、祖師（宗派を開いた開祖）の訓示・言葉などを中心に編集されています。やはり、各宗派によって内容や節回しが異なります。

仏教の楽器も声明と同じように、心の波動を調和する働きがあり、私たちの精神の癒しに絶大な効果があります。音曲や楽器の振動が人体の各部に伝わることによって、免疫系が優位に作用するといわれています。

心を込めてお経を唱えることは、ストレスを緩和し、集中する心を養い、忍耐心を育て、免疫力をアップすることにつながるのです。

アロマやお香を焚く

アロマ（香り、芳香）は一瞬にして、私たちを気持ちのよい気分にさせてくれる力があります。アロマセラピーとは芳香療法のことですが、最近は専門店もあって、アロマセラピーを受ける人も増えているようです。

私は以前、沖縄に住んでいる友人の精神科医から、このアロマセラピーを学んだことがあります。用いる精油には、柑橘系、樹木系、ハーブ系、樹脂系、スパイス系、フローラル系などたくさんの種類があって迷います。自分にぴったり合うものが見つかると、アロマの精がやさしく癒してくれるのです。

特にストレスを緩和するものとして、柑橘系のオレンジ、グレープフルーツや、ハーブ系のクラリセージ、ミント、オレガノがあり、ほかにもラベンダー、イランイラン、ゼラニウム、サンダルウッド、ネロリなどが使われます。アロマは好みがありますから、結局は自分で嗅いでみて、一番気に入ったものがいいようです。

仏教では、仏様にお経を唱えるときには必ずお香を使います。本堂に入ってきたときに「気持ちがスーッとなって、リラックスしました」と言う人は多いのですが、これはお香の効果です。

お香には、まっすぐ立てて使う線香と、灰の上に敷いて抹香といっしょに焚く五種香と呼ばれるものがあります。最近は、人工的に匂いをつくって線香に混ぜたりしますが、本来は天然の香木がいちばんよい香りだといわれています。

香木は昔から日本人の精神的な支えとなっていました。「香道」という独自の文化活動もあります。奈良の東大寺正倉院宝物には、1200年も前から香り続ける香木があります。その中でも、蘭奢待（別名；黄熟香）と名づけられた一品は天下一の香木とされ、歴代の権力者によってわずかずつ切り取られ、焚かれました。一休禅師が述べたという『香の十徳』を現代的に解釈すると、「感受性の敏感、心身の清浄、空気の浄化、滅菌作用、眠気防止、静けさを友とする、意識転換、小量でも優れた香りが漂う、保存がよい、薬効性がある」となります。

アロマにしてもお香にしても、鼻から吸収された匂いの成分が、鼻粘膜に付着し臭覚神経を刺激し、神経細胞を経由して脳の大脳辺縁系に伝わります。つまり、口から吸収する薬などよりも早く脳に伝わるので、それだけ効果も早く現れます。

大脳辺縁系は本能を司る分野ですから、匂いの刺激に対する過去の記憶のスクリーニングが始まります。このときネガティブな記憶がよみがえると、体内の分泌が遮断されて、緊張したりこわばったりという反応が起こります。一方、ポジティブな記憶であれば、体内の分泌が促進されて、緊張が溶け、リラックスし、気持ちも楽になっていきます。

このような情報が私たちのDNAには組み込まれていますから、よい香りを嗅いだ経験をたくさんもつことによって、暮らしの中に癒しの空間をつくることができるのです。ストレスを緩和し、心を落ち着かせたいときや気持ちを整理したいときは、自分の部屋でアロマやお香を焚いてみるとよいでしょう。香道のお作法を知らなくても、あるいはお寺に行けなくても、簡単にリラックスできます。

4つの瞑想メソッド

私はこれまで、現代のストレス社会を生き抜くため、また、人間性を回復させるためのプログラムとして、4つの瞑想メソッド（表20）を開発し、いくつかの臨床研究で、その時々の気分への影響、およびその後のストレス対処、健康保持能力への影響があることを明らかにしてきました[20)]。

瞑想は、自分のための大切な時間を確保し、自己コントロールを実践するためのツールでもあります。時や場所、年齢や性別、思想や信条を選ばず行えますから、まさに人類普遍の叡智ともいえます。

近年では、瞑想によるストレス緩和の効果や、心を安定させるセルフコントロール効果が注目され、医療や福祉、教育の分野で積極的に取り入れられるようになりました。対人関係をスムーズにするスキルとしての瞑想実践の研究も盛んに行われています。瞑想によって、脳

表20 ◆ 4つの瞑想メソッド

ゆるめる瞑想	緩和・集中的瞑想法（心身の緩和を目的とする）
みつめる瞑想	観察・洞察的瞑想法（自己や自己以外に起こっていることの観察・洞察を目的とする）
たかめる瞑想	促進・生成的瞑想法（心身機能の意図的向上を目的とする）
ゆだねる瞑想	融合・統合的瞑想法（超越的意識への融合を目的とする）

細胞は変化するのです。

伝統仏教などでは、「調身（身体を整える）」「調息（呼吸によって心身を調整する）」「調心（心を整える）」を瞑想の三要素と教えてきました。

瞑想は、基本的には場所も時間も選びません。初心者でも、静かな落ち着ける環境と時間、座れる空間があればできるのです。

静かな境地をつくるには、「呼吸の流れ」を見続けることです。これはマインドフルネス瞑想でも利用されていることですが、「今、自分は息を吸っている、今、自分は息を吐いている、その呼吸の流れに集中している」というように、ひたすら呼吸を見続けることです。そうすることによって、注意が散漫せずに、静かな心境をいつでもつかみとることができます。

瞑想は日常の時間を離れて、非日常の時間をつくり、自分のために心やスピリチュアリティを高める行為です。ストレス緩和にはとても有効です。

瞑想の詳しい内容は、拙著『実践的スピリチュアルケアーナースの生き方を変える“自利利他”のこころ』や『臨床瞑想法―心と身体がよみがえる４つのメソッド』（ともに日本看護協会出版会）を読んでいただくと理解が深まるでしょう。

「ゆるめる瞑想」を体験する

ストレスがたまると、日常生活の些細なことにさえ投げやりになります。そんなときには、「ゆるめる瞑想」が有効です。

前述の基本のレッスン（p.142）のように、まずは身体を徹底してゆるめてください。ある程度の休息や睡眠がとれたと感じたら起き上がって瞑想をするとよいでしょう。

ゆるめる瞑想で大事なことは、「リラックスして呼吸ができること」と、「静かな気持ちを継続できること」です。この２点をいつでもどこでも実践できるようになると、ストレスを受けたと感じたらすぐに実行すればよいのです。

ゆるめる瞑想は、仰臥位のままでも、起き上がってでも、行うことができます。立ち上がって行う準備運動や正座ができない人、身体を動かすことが難しい状態でも、呼吸に留意することで心身をゆるめることはできます。

手順は以下のとおりです。

①椅子や座布団などに楽な姿勢で座り、眼は軽く閉じます。

②自分にとって気持ちが楽になる風景をイメージします（海、里山、小川、花畑など）。

③口から大きく長く息を吐き、鼻から無理なくゆっくりと息を吸います。この呼吸を7回以上、心が落ち着くまで繰り返します。

④心の落ち着きを感じたら、普通の呼吸に戻します。

⑤瞑想に入ります（時間は適宜に）。

⑥時間になったら、1回だけ大きく深呼吸して瞑想をやめます。

⑦ゆっくりと背伸びをしたり首を回したりして、心身の調和を図ります。

⑧椅子や座布団を片づけて、瞑想が終焉したことを確認します。

導入の①～④までで約1分間、⑤が3分間、⑥～⑧が1分間で合計5分間になります。実際の瞑想時間そのものは3分間ですが、その時間は集中していますから、かなりのリラックス感が得られます。朝、目覚めたときや就寝前、試験の前や契約の前など、日常生活の中に取り入れて、リフレッシュ効果を上手に活用してください。

7

自分を知るレッスン

次のレッスンは、自分の今感じている心や感情を知ることです。知るというのは「客観的に観る」というもう一人の自分を意識することであり、この時点で、すでに「みつめる瞑想」に入っています。

「みつめる瞑想」とは

「みつめる瞑想」には、観察と洞察という２つのやり方があります。

これらはゆるめる瞑想の延長にあり、出入りの呼吸を観察し続けることがその導入になっています。

十分な緩和によって得られた集中的な意識状態は、自己や他者を客観的に観察する冷静な視点を生み出します。

観察とは文字どおり、自我意識にとらわれないで対象をどこまでも客観的に見続けることです。それは注意に基づく瞑想であり、物事を第三者的にみつめ続けることでもあります。

みつめる瞑想の初期段階での目標は、「自分の今の心を知る」ということです。人は、心が高ぶり感情的になると、自分の今の心の状態を知ることが難しくなります。ですから、瞑想で冷静な自分を取り戻して、じっくりと今の心を観察するのです。

観察の対象は、日常生活でいえば「家庭や社会における今の自分の位置」「複雑な仕事や課題」「対人関係の課題」「ネガティブな自意識」などがありますし、また、深層意識に潜む「過去のトラウマ」「コンプレックス」「脆弱感」「厭世感」など、人生の課題をみつめることもあるでしょう。それらをありのままに観察します。

みつめる瞑想は、さまざまな事実確認を自分の意識や心で行っていく作業といえるでしょう。このとき「自己の本質的な心理状態を客観的にみることができる位置におく」という訓練がポイントになります。人間は感情的な生き物ですから、第三者として自分をみることが苦手です。どうしても自己防衛が働き感情移入してしまい、自己を正当化したくなります。

観察瞑想では自我意識をいったん解放して、どこまでも今の自分をありのままに、第三者的に、客観的にみていきます。たとえば、問題の所在が自分ではなく相手にあったとしても、単に人のせいにするのではなく、そのときの自分の心に起こったことをもう一人の自分がしっかり観察するのです。

観察瞑想がある程度できるようになったら、次は洞察瞑想です。観察瞑想から洞察瞑想へと深めていくのは1つのステップで、初級から中級を目指すようなものです。

洞察瞑想については、前述のとおり、「四諦八正道（したいはっしょうどう）」との関連を確認されるとよいでしょう（p.124～）。

瞑想中に怒りや悲しみなどの感情があまりにも強く現れるときは、深い洞察はできません。まだ客観的にみることができない意識状態だということですから、少し時間をおき、クールダウンしてから再度行うといいでしょう。

カウンセリングを受ける

自分だけでは考えが堂々巡りをしてしまうときや、瞑想にもっていけないほどストレスフルなときは、カウンセリングも有効です。カウンセリングの相手は友人や家族では効果がありません。なぜなら、あなたをよく知っていて利害関係があると、正確な「鏡」になることができないからです。

ときには、友人がしっかり話を聴いてくれて楽になることもありますが、その友人に負い目を感じて、その後のお付き合いが対等にできなくなる場合もあります。したがって、できるだけ専門家のカウンセリングを受けるほうがいいでしょう。

カウンセリングの定義は「言語的および非言語的コミュニケーションを通して行動の変容を試みる人間関係である」とされます[21]。

現代のカウンセラーは主に、カール・ロジャーズ（Rogers C）の治療的関係を重視したカウンセリングを行う人が多く、①自己一致または純粋性（self-congruence/genuineness）、②無条件の積極的関心と受容（accept）、③正確な共感的理解（empathy）を基本としたトレーニングを積んできています[22]。

日常生活において、不安、緊張、切迫感、のぼせ感（不安神経症）による不安発作（突発的な心悸亢進、呼吸困難があるもの）が起きたり、悲哀感、不安焦燥感、罪業感、絶望感、孤独感などの抑うつ感を感じたり、慢性的な身体的疲労感、無気力感、無感動感、いら立ちを感じたりしたときには、カウンセリングは有効だといえます。

ストレスを認めて、やってみること

日常のケアや支援活動、対人援助活動でストレスがたまっていると感じたら、次の方法もよいでしょう。私自身が東日本大震災後に現地で活動したときに、ときどきやってみた経験からまとめてみます。

・自分の感情を自然で避けられないものだと受け入れる
・恐怖心や、自分でもおかしいと思う感情も人に話す
・緊張に備えて、リラックスを心がける
・呼吸を遅くして、筋肉の力を抜く
・運動をする
・新しい任務や自由や独立性を楽しむ

・自分の成長を自分で褒める
・同僚や家族の気持ちを理解する
・思い込みによって判断しないようにする
・焦点を絞って考える
・ストレスに対する反応は人それぞれ異なることを知る
・周囲の制約を認識し、自分に無理をさせない
・自分の好ましい姿を自分自身に言い聞かせる　など

また、「私は今、ストレスを感じている」と声に出してみることでも、案外、楽になります。

自分史を書く

根本的に自分のネガティブ感情を整理するときは、「自分史を書いてみる」という手もあります。スピリチュアルケア師や臨床宗教師などの専門職を養成するときは、必ずといっていいほど、このような自己を振り返る「生育暦分析」を行います。自分の生まれてからの人間関係（家族布置）や、トラウマ体験、ストレス体験を素直に客観的に洞察することが、対人援助職では必要です。

ときにはスーパーヴィジョンの機会を得て、スーパーヴィザー（指導者）に自分の生育暦をみてもらうことも有効です。自分のネガティブ感情がいつ育成され発展してきたかを、自分がしっかりと認識できます。それによって、カウンセリングや対人援助活動で、その転移現象が出たときに「ああ、これは自分の癖だな」と理解し、その傾向をコントロールできるようになります。

自分史はそれよりも少し軽い感じですが、自分の過去を振り返ると、わがままな自分や身勝手な自分が発見でき、個性を分析して、日常に活かすことができます。

他者と分かち合う

洞察瞑想を繰り返していると、だんだん自己卑下状態に陥り、嫌になることがあります。そんなときは同じ瞑想をする仲間と、気楽に話し合うといいでしょう。

私が主催する臨床瞑想法教育研究所が行う「臨床瞑想法指導者養成講習会」では、必ず参加メンバー同士で、シェアする（分かち合う）時間をつくります。それは単なる自己開示という意味だけでなく、お互いに「自分のネガティブな感情と付き合うのは大変だね」と、その苦労を分かち合うことなのです。ちょうど戦友のような共通意識が生まれてくることがあります。

苦労を分かち合うことによって、「自分だけがつらいのではない」という思いが拡がり、その後に行うさまざまな瞑想も効果的に進むのです。

まさに「自利利他円満」の心境です。

私を抱きしめる

自分が生まれたときから成人になるまでの人生のプロセスを洞察することで、あらゆる人生模様に意味づけができて、その人らしく生きるという「ゆるぎない平安な私の心」をつくり出すことができます。これは、最終的に自己のスピリチュアリティの成長を促すという意味で、洞察瞑想の大きな目的の一つといえます。

洞察瞑想は、自分が課題とするものの原因と結果の姿や、将来の方向性を見続けることですから、深く掘り下げる訓練が進むと、日常の行動の中でも、すぐに洞察的思惟が起こって行動を調整してくれます。

0～5歳、5～10歳、10～15歳、15～20歳、20～30歳、30～40

歳、40〜50歳、50〜60歳、60歳〜というように年齢的な区切りをもって、父、母、きょうだい、祖父母、親類、友人、先生、会社の同僚などとの関係を洞察すると、自己覚知に大きな成果があります。

たとえば、つらい経験を思い出すことによって、自分が傷つくことになるのではないかと考えてしまいますが、観察瞑想による客観的な洞察をすることによって、自分が苦しむことはありません。客観的な視座は、冷静な感覚の中で行うことで、主観を離れるからです。

洞察瞑想とは、過去を振り返り、苦しみやそのときのつらさを手放して、忘れていく作業なのです。

自分を一番知っているのは誰ですか。それは自分自身ですよね。だから苦しむのですが、真実を知っているのもまた、ほかでもない自分自身なのです。

そして自分を一番愛せるのも自分自身です。つらかった、寂しかった過去を自分で修復するプログラムが洞察瞑想であり、「愛されていなかった幼い頃の私」を発見したならば、幼児期の自分をもう一度よく思い出して「おまえもよく頑張ったね」と、今の自分が幼いときの心を抱きしめてやることです。その愛情表現の作業が、自分を癒してくれるのです。そのこと自体がself-care（セルフケア）と自然治癒力そのものなのです。

8

自分を高めるレッスン

「ストレスを生きる力に替える」ことは、レジリエンスであり、SOCの目標とするところです。そのために、日常生活で具体的にできることをご紹介します。

写経をする

仏教では古くから修行の一環として、あるいは今日では供養や諸願の成就を祈念して、写経が行われています。文字通り、手本となる経文を見ながら、それを半紙などの白い用紙に毛筆を使って丁寧に書き写す作業です。

写経は書道ではありません。仏の言葉を心でお唱えしながら、自分の手で丁寧に、一文字一文字書く作業です。つまり、経文を通して、ゆっくりと「仏の言葉を聴く」という実践の場なのです。そう考えると、最初は文字が下手でもかまいません。毛筆の苦手な人なら、筆ペンやサインペンなどを使って書いてもいいでしょう。

また、このとき自分の願いや祈りを心に感じることができます。自分と他人のために祈ることを、仏教では「自利利他」といいますが、祈りを実践に移していくことは目標になります。

写経は、心が落ち着いた静かな状態でなければ、集中して行うことはできません。ここでマインドフルネスになるのです。

写経には気持ちを落ち着ける効果がありますし、ストレス緩和や、悲しみをじっと噛みしめたいとき、怒りを鎮静化させたいときなどにも有効です。

最近は大手文具店やインターネットでも、写経用品がそろいます。ぜひ、あなたも写経を体験してみてください。ポイントは以下の通りです。

・取り組む前に、手を洗い、口をすすいで身を清める。
・深い呼吸を何度もして心を落ち着かせる。
・慌てずゆっくりと、楷書で書く。
・最後に合掌して、静かな時間をもつことができたことを、心から感謝する。

このプロセスがあなたをストレスから解放して、善なる心境へと導いてくれます。

神社、仏閣、教会を訪ねる

行動派のあなたなら、神社、仏閣、教会を訪ねてはいかがでしょう。

一般的には、宗教施設は法事や葬儀など他者の供養のために出向くことが多いと思いますが、そうではなく、自分の心の静養のために神社、仏閣、教会を訪問するのです。普段行ったことのない神社、仏閣、教会はそれぞれに趣きがあって、大変おもしろいものです。建物の形状やその周りの風景、出入りする人々の姿など、実に多様であることに気づきます。

最近は拝観ができる神社、仏閣、教会が増え、「御朱印（ごしゅいん）」と称して、納経帳を持ち歩く人も多くなりました。本来、納経とは、写経したものをご本尊に納めた証として、その寺院で本尊宝印を押していただくものでした。最近はスタンプラリー感覚で、神社、仏閣巡りをする若者も少なくありません。あなたもそういう廻り方をするのであれば、最初に本堂へお参りしてから、御朱印を受けるようにしてください。

キリスト教の教会やイスラム教のモスクなどでも、お願いすると自由に入れるところがあります。神社やお寺しか行ったことがないという方は特に、新鮮な気持ちになり、外国へ行ったような感覚になります。

全国的にはラーメン屋よりもお寺のほうが多いのですから、地域の神社、仏閣、教会を順番に訪ね歩くことも、身近なストレス解消法となるでしょう。本格的なお寺巡りは、次にご紹介する巡礼やお遍路となります。

お遍路や聖地巡礼

私は、悩んでいる人には四国遍路をおすすめすることがあります。

最近は、一人ではなく家族や友人とともにお遍路さんを歩く人も少なくありません。お互いに配慮しながらじっくりと語り合う関係ですので、それはそれで意味があると思います。

行きたいけれど長い休みがとれないというのなら、あなたの住まいの近くにある「八十八カ所巡り」を探してみましょう。西国札所、関東八十八カ所や多摩四国八十八カ所などはよく知られています。飛騨千光寺の「八十八カ所巡り」では、一日でプチお遍路を体験できます。

私は、高野山で修行した後に弘法大師の生き方を肌で感じたいと思い立ち、四国八十八カ所の霊場を歩いて巡りました。当時は地元の高山から徒歩で出発しました。飛騨から岐阜、東海道を歩き、大阪を経て西宮のフェリー乗り場から船で淡路島に渡り、そこをまた南に下がって、やっとの思いで札所一番がある徳島県に到着しました。冬場の旅でしたので、雪が舞うこともしばしばありました。四国を一周し、帰りは徳島から船で和歌山へ渡り、昔の高野山へ登る「町石道(ちょういし)」を経て、高野山まで全長2000 kmにもなる長い行程を歩き続けました。この「歩き遍路」は、まさに瑜伽行(ゆがぎょう)そのものでした。

一人の遍路は誰とも話をしません。むしろ自分との対話です。これは静的な瞑想をするときの「自己洞察」に役立ちます。今の生活のあり方を見直してみる、仕事のあり方を見直してみる、家族との絆や人間関係を見直してみる、友人や知人との関係を見直してみるなどと、日頃はできない自分や周りのことを観察できる時間です。

「聖地巡礼」とは、本来、宗教的な聖地を巡礼することですが、最近はアニメやドラマの舞台となった特別な場所が「聖地」に選ばれているようです。私の住む飛騨もアニメ映画「君の名は」で一躍有名になり、飛騨古川は一時、映画を観た若者が殺到したものです。

「聖地を訪ねる」という行為には「日常から非日常へ」という意識が働きます。普段の生活環境にはない風景や空気感を味わうことで、気持ちのよい自分を感じることができるのです。知り合いのナースで、休みになるとあちこちの聖地へ出向いて、リフレッシュしている人もいます。

日本の宗教的な聖地は、北から南までいろいろなところに点在していますので、お金と時間を使って自分のために「聖地巡礼」をすることもいいかもしれません。

料理を楽しむ

ストレス緩和に料理をすることは、忙しい毎日の中でも気分転換になるものです。ときには、お店から肉や魚を買ってくるのではなく、身近な野菜を使って、精進料理に挑戦してみましょう。

精進料理は食べることの意味を教えてくれるものであり、食べ物を粗末にしないという、仏教の僧堂の習慣から生まれたものです。

高野山時代は、私も小僧のときから台所に立って、精進料理をつくりました。野菜や豆類などの植物性の食材を使うのが精進料理の特徴ですが、もともと僧侶の修行そのものを食事として発展させたものです。野菜のあく抜きや事前の水煮といった下ごしらえに時間と手間がかかるので、修行モードにはぴったりです。仏道修行には速成栽培はありません。手間暇かけてじっくりと修行して、初めて一人前の僧侶になれるのです。

素材の風味を活かしながら長く保存でき、いつ食べても飽きない精進料理は、仏教の行事やお彼岸、お盆はもちろんのこと、結婚葬祭の料理としても発展し、一般家庭にも浸透しました。さらには、精進料理専門店も存在するまでになりました。

また、仏教では不殺生戒（ふせっしょうかい）があります。これは単に生き物を殺さないということではなく、「命を無駄にしない」という意味でもあります。

私たち人間は、おなかが減るから食べているわけではありません。生きるという営みに必要な身体を維持するために食べるのです。食べるという行為を通して、生かされているという感謝の心が育まれていきます。大自然の恩恵である食物をいただきながら、お互いが供養し合うことによって、心が豊かになるのです。そのとき、ストレスはどこかにいってしまいます。

「たかめる瞑想」と「ゆだねる瞑想」

最後にご紹介するレッスンは、４つの瞑想の中でも上級編にあたる２つです。

「たかめる瞑想」の基本は、まずしっかり呼吸すること。次に洞察瞑想で得られた心身の調整を、意図的に高めるようなイメージをつくることです。このイメージが大事なのです。

ストレスから解放されて、自由なあるがままの豊かな自分をイメージします。音楽を使うGIM（音楽イメージ瞑想法）や、サイモントン療法（part2を参照）などが、この領域の現代版でもあります。

瞑想時のゆったりした呼吸は、自律神経の一つである副交感神経系によって血管へ作用し、脳の活動と筋肉の緊張を抑えるのに有効です。その結果、動脈壁はより伸びやかで弾力性に富むようになります。

また血液の流れは、末梢抵抗に遭遇しながらも、内臓の器官や組織にスムーズに運ばれます。このように血液が体内のシステムを上手に循環することによって、心身の機能は向上し、健康も向上するのです。

実際に、瞑想が脳や筋肉に好転的な影響を与えて、健康生成に大きな貢献をしていることは、さまざまな研究から解明されています。ストレスが消えて、生きる力を高めるという健康生成で、それは健康を増進するうえで助けとなる力のことです。

瞑想は、精神科医療にも取り入れられ、薬物療法だけでなく、新しい精神療法としての領域を担っています。私は飛騨の精神科病院のデイケアにおいて、うつ病やパニック障害の方たちに「瞑想療法」を実践したことがあります。また、がん末期や慢性疾患の方にも瞑想法を施して、心身機能の向上に役立ててもらっています。

「ゆだねる瞑想」とは、自分の「いのち」を「大いなるいのち」や「大いなるエネルギー体」に委ねることです。「自分の命を委ねるなんて、そんな恐ろしいことはできません」という人は多いと思います。

しかしこれは、あえていえば「人事を尽くして天命を待つ」という心境です。自分では努力や学びをせずに棚ぼた式に幸せが手に入るように願って、ことの成り行きを見守っている姿勢とは全く違います。

委ねるのは仏、神、天、宇宙、自然、先祖などの大いなる世界で、そのことを「サムシング・グレイト（何か偉大なるもの）」と表現する人もいます。

たかめる瞑想、ゆだねる瞑想は、自らの自然治癒力を瞑想によって高めることです。つまり、瞑想をすることによって、自らの心身をコントロールし、日々の健康を回復し、安らかな心境に至ることができるのです。

つまり、「たかめる」とは身体レベルではなくて、「どのように生きるか」という、よりスピリチュアルな側面に重点がおかれているといえます。まさに心身統合なのです。

引用文献

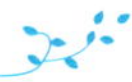

1）土居健郎監修（1988）：燃えつき症候群，金剛出版，p.32–95.
2）Ben–Zur H & Michel K（2007）：Burnout, social support and coping at work among social workers. Psychologists and nurses：the role of challenge/control appraisals. Social work in health care. 45（4）：63–82.
3）医師のストレス，最も多い診療科は？．m3.com 意識調査．2017 年 5 月 29 日．<https://www.m3.com/open/clinical/news/article/533020/>
4）メンタルヘルスケアの基本的考え方．日本看護協会ホームページ．<https://www.nurse.or.jp/nursing/shuroanzen/safety/mental/index.html>
5）「心が折れる」，起源は女子プロレスの伝説の試合．日経電子版．2013 年 7 月 17 日．<http://style.nikkei.com/article/DGXNASDB11001_R10C13A7000000>
6）Windle M（1999）："Critical conceptual；and measurement issues in the study of resilience". International Journal of Occupational Safety and Ergonomics：163.
7）Rutter M（1985）：Resilience in the face of adversity. Protective factors and resistance to psychiatric disorder. 598–611. The BritishJournal of Psychiatry. 147.
8）佐藤琢志・祐宗省三（2009）：レジリエンス尺度の標準化の試み—『S–H 式レジリエンス検査（パート 1）』の作成および信頼性・妥当性の検討．看護研究．42（1）：45–52.
9）髙塚雄介（2016）：支援者側のレジリエンス．保健の科学．58（11）：756–760.
10）斎藤環（2016）：人間にとって健康とは何か，PHP 新書，p.58.
11）Antonovsky A（1987）：Unraveling the Mystery of Health：How People Manage Stress and Stay Well. Jossey–Bass Publishers. San Francisco.（山崎喜比古・吉井清子監訳（2001）：健康の謎を解く—ストレス対処と健康保持のメカニズム，有信堂高文社.）
12）山崎喜比古・戸ヶ里泰典・坂野順子編（2008）：ストレス対処能力 SOC，有信堂高文社，p.206–207.
13）カール・ベッカー（2016）：「こころ学」を考える—三つの側面と三つのプロジェクト，吉川左紀子・河合俊雄編：こころ学への挑戦，創元社，p.156.
14）「世界幸福地図」．2006 年のランキング．wikipedia.
15）Dalkey NC（1968）：Quality of life. The quality of life concept：a potential new tool for decision–makers.
16）前野隆司（2013）：幸せのメカニズム，講談社現代新書，p.103–106.
17）岡野守也（2010）：仏教とアドラー心理学，佼成出版社，p.51–52.
18）中村元ほか編（1989）：岩波仏教辞典，岩波書店，p.455.
19）多屋頼俊ほか編著（1995）：仏教学辞典，新版，法藏館，p.220.
20）山本明弘・岩隈美穂・大下大圓（2016）：2 日間の瞑想講習会が瞑想初級者の気分および首尾一貫感覚へ及ぼす影響—Temporary Mood Scale および Sense of Coherence Scale を用いた検討，日本保健医療行動科学会雑誌，31（2）：61–69.
21）国分康孝（1979）：カウンセリングの技法，誠信書房，p.3–4.
22）村瀬孝雄・村瀬嘉代子編著（2004）：ロジャーズ—クライアント中心療法の現在，日本評論社.

参考文献

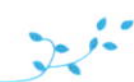

・Schuffel ほか編／橋爪誠訳（2004）：健康生成論の理論と実際—心身医療，メンタルヘルス・ケアにおけるパラダイム転換，三輪書店，p.2–19.

・大下大圓編著（2014）：実践的スピリチュアルケア―ナースの生き方を変える“自利利他”のこころ，日本看護協会出版会，2014.
・大下大圓編著（2016）：臨床瞑想法―心と身体がよみがえる4つのメソッド．日本看護協会出版会．2014.
・大下大圓（2005）：癒し癒されるスピリチュアルケア．医学書院.

Key words

英字

あ行

か行

さ行

た行

な行

は行

ま行

や行

ら行

3つの習慣で私が変わる
「慈悲喜捨」「健全思考」「レジリエンス」

2018年 3月 1日 第1版第1刷発行 〈検印省略〉

著者……保坂 隆・川畑のぶこ・大下大圓
発行……株式会社 日本看護協会出版会
〒150-0001 東京都渋谷区神宮前 5-8-2 日本看護協会ビル 4階
〈注文・問合せ／書店窓口〉TEL / 0436-23-3271 FAX / 0436-23-3272
〈編集〉TEL / 03-5319-7171
http://www.jnapc.co.jp
装丁・デザイン……paper stone
印刷……三報社印刷株式会社

ISBN978-4-8180-2102-0